Devi Raman
V. Varalakshmi

Ervas usadas para o crescimento do cabelo

Devi Raman
V. Varalakshmi

Ervas usadas para o crescimento do cabelo

Tecnologia de ervas

ScienciaScripts

Imprint

Any brand names and product names mentioned in this book are subject to trademark, brand or patent protection and are trademarks or registered trademarks of their respective holders. The use of brand names, product names, common names, trade names, product descriptions etc. even without a particular marking in this work is in no way to be construed to mean that such names may be regarded as unrestricted in respect of trademark and brand protection legislation and could thus be used by anyone.

Cover image: www.ingimage.com

This book is a translation from the original published under ISBN 978-620-7-45908-7.

Publisher:
Sciencia Scripts
is a trademark of
Dodo Books Indian Ocean Ltd. and OmniScriptum S.R.L publishing group

120 High Road, East Finchley, London, N2 9ED, United Kingdom
Str. Armeneasca 28/1, office 1, Chisinau MD-2012, Republic of Moldova, Europe
Printed at: see last page
ISBN: 978-620-7-13766-4

ERVAS UTILIZADAS PARA O CRESCIMENTO DO CABELO

Devi Raman

V. Varalakshmi

Índice

I. INTRODUÇÃO:

Pode ser divertido partilhar várias ervas conhecidas pela sua capacidade de promover o crescimento do cabelo! Desde os clássicos como o alecrim e a hortelã até às jóias menos conhecidas como a palmeira anã e a cavalinha, cada erva tem propriedades únicas que podem estimular os folículos capilares, fortalecer o revestimento do cabelo ou curar o couro cabeludo. Esta medicina natural tem muitos benefícios, desde nutrir o couro cabeludo até estimular os folículos capilares. Algumas ervas populares que ajudam no crescimento do cabelo incluem o alecrim, o ginseng, o aloé vera e o feno-grego. Cada planta tem propriedades únicas que ajudam a fortalecer o cabelo, a evitar a quebra e a promover o crescimento, um crescimento saudável. Naturalmente, muitas ervas são populares pelos seus efeitos benéficos na promoção do crescimento do cabelo. Ervas como o alecrim, a hortelã, o ginseng, o aloé vera e o feno-grego são conhecidas pelas suas propriedades de estimular os folículos capilares, melhorar a saúde do couro cabeludo e promover o crescimento do cabelo.

II. LISTA DE ERVAS PARA O CRESCIMENTO DO CABELO:

1. BHRINGRAJ

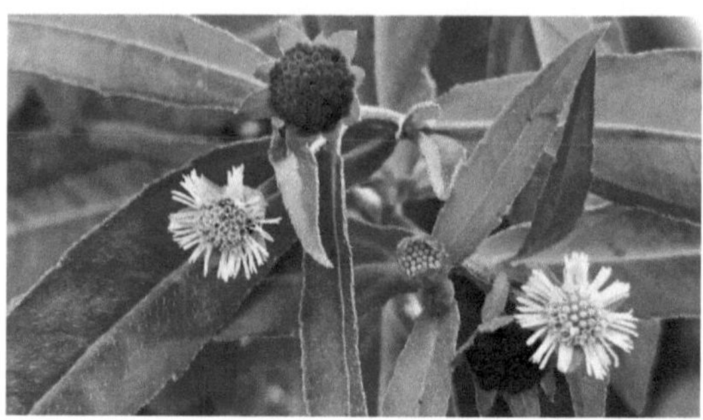

FIG. 1.1. Bhra

- O bhringraj, cientificamente conhecido como Eclipta prostrata, é uma planta nativa da Índia, China, Brasil e Tailândia.
- É utilizada na medicina tradicional e na Ayurveda pelos seus inúmeros benefícios para a saúde.
- As folhas e os caules da planta são frequentemente utilizados para fins medicinais.

FAMÍLIA:

A Bhringraj, também conhecida como Eclipta alba, pertence à família dos girassóis (Asteraceae).

PEÇAS UTILIZADAS:

O Bhringaraj, especialmente as suas folhas e o óleo delas extraído, são conhecidos por serem benéficos para a saúde do cabelo e são frequentemente utilizados para promover o crescimento do cabelo.

CONSTITUINTES QUÍMICOS:

❖ A Bhringraj, também conhecida como Eclipta, contém muitas substâncias biológicas, como a wedelolactona, saponinas de eclipta, flavonóides (como a apigenina e a luteolina), alcalóides e triterpenóides.

❖ Pensa-se que estes compostos contribuem para as propriedades medicinais do medicamento.

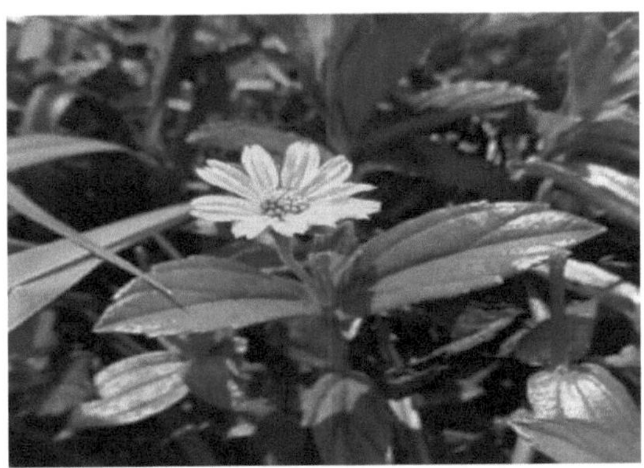

FIG. 1.2. Flor amarela de Bhringaraj

DESCRIÇÃO:

➢ O bhringaraj, cientificamente conhecido como Eclipta prostrata, é uma erva popular na medicina ayurvédica.

➢ É apreciada pelos seus benefícios para o cuidado do cabelo e é frequentemente utilizada em óleos, pós ou tónicos para promover o crescimento do cabelo, fortalecer os folículos capilares e proteger o cabelo.

➢ É também conhecido por ter muitos benefícios para a saúde, incluindo a saúde do coração e a proteção da pele.

UTILIZAÇÕES:

✓ O Bhringaraj, também conhecido como Eclipta prostrata, é conhecido por oferecer muitos benefícios para o crescimento do cabelo.

✓ É amplamente utilizado na medicina ayurvédica e em produtos para o cuidado do cabelo pela sua capacidade de estimular os folículos capilares, fortalecer o cabelo, prevenir a queda de cabelo e promover o crescimento.

✓ A aplicação de óleo ou extrato de Bhringaraj no couro cabeludo ajuda a melhorar a circulação sanguínea, a promover o crescimento do cabelo e a manter a saúde geral do cabelo.

2. ALOE VERA

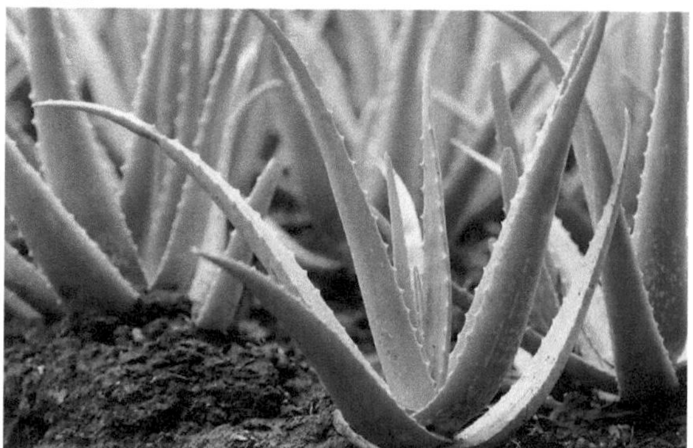

FIG. 1.3. Aloé vera

FONTE BIOLÓGICA:

- O Aloé vera é cultivado principalmente para fins medicinais e agrícolas, o gel das folhas é amplamente utilizado e conhecido pelos seus inúmeros benefícios para a saúde.
- A origem do aloé vera é o látex seco das folhas.
- O Aloé Vera é também conhecido como aloé de curaçao, aloé do cabo e aloé socotrina.

FAMÍLIA:

O Aloé vera pertence à família Asphodelaceae, que faz parte de um grande grupo de plantas suculentas.

PARTE UTILIZADA:

- O gel de aloé vera encontra-se nas folhas de aloé vera e é muito utilizado para o crescimento do cabelo.
- Contém enzimas proteolíticas que promovem uma pele saudável e apoiam o crescimento do cabelo.

CONSTITUINTES QUÍMICOS:

- ❖ O Aloé vera contém muitas substâncias biológicas, incluindo polissacáridos (como o acemannan), vitaminas (como as vitaminas A, C e E), minerais (como o cálcio, o magnésio e o potássio), enzimas, aminoácidos, lignina e saponinas.
- ❖ Antraquinonas e outros glicósidos de aloé.
- ❖ Este medicamento contribui para as suas propriedades medicinais e curativas.

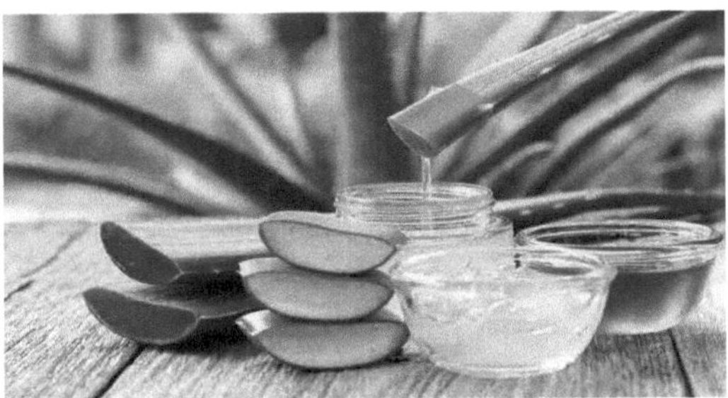

FIG. 1.4. Gel de Aloé vera

DESCRIÇÃO:

- ➢ O Aloé vera é uma planta suculenta conhecida pelas suas folhas verdes espessas e pontiagudas que contêm uma substância semelhante a um gel.
- ➢ O gel é conhecido pelas suas muitas propriedades medicinais, incluindo acalmar as queimaduras solares e hidratar a pele, e pode ajudar a saúde digestiva.
- ➢ O Aloé vera é fácil de cultivar no interior ou no exterior em climas quentes e é frequentemente utilizado em produtos de cuidados da pele, ervas aromáticas e até como planta decorativa.

UTILIZAÇÕES:

✓ O aloé vera contém enzimas que promovem um cabelo saudável, nutrindo e suavizando o couro cabeludo, reduzindo a caspa, equilibrando o pH e estimulando o cabelo dormente.

✓ As suas enzimas proteolíticas podem promover o crescimento do cabelo ao curar a pele morta do couro cabeludo.

✓ No entanto, as provas científicas que sustentam os seus efeitos directos no crescimento do cabelo são algo limitadas.

3. AMLA

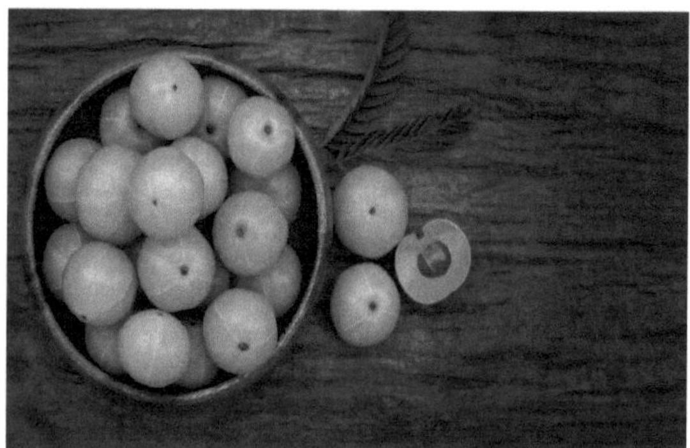

FIG. 1.5. Amla

FONTE BIOLÓGICA:

- A groselha da Índia, também conhecida como groselha indiana, provém da árvore Phyllanthus emblica e é originária da Índia e dos países vizinhos.
- O fruto desta árvore é rico em vitamina C e antioxidantes e é utilizado em muitos medicamentos e preparações culinárias.

FAMÍLIA:

O Aloé vera pertence à família Asphodelaceae, que faz parte de um grande grupo de plantas suculentas.

PARTE UTILIZADA:

- O óleo de Amla é derivado do fruto da groselha indiana e é frequentemente utilizado para promover o crescimento do cabelo.
- O óleo obtido do fruto ou o próprio fruto é rico em nutrientes que apoiam o couro cabeludo e fortalecem os folículos capilares.

CONSTITUINTES QUÍMICOS:

- A groselha da Índia, também conhecida como groselha indiana, contém muitas substâncias, como vitamina C, taninos, flavonóides, alcalóides e outros antioxidantes.
- Contém igualmente minerais como o cálcio, o fósforo, o ferro e o caroteno.
- A abundância destas substâncias contribui para os seus benefícios para a saúde.

DESCRIÇÃO:

- A groselha da Índia, também conhecida como groselha indiana, é um pequeno fruto azedo rico em vitamina C e antioxidantes.
- De cor verde-amarelada, é frequentemente utilizada na medicina tradicional devido aos seus inúmeros benefícios para a saúde.
- A amla pode ser consumida fresca, seca ou numa variedade de alimentos, como pickles, compota ou sumo.

UTILIZAÇÕES:

A Amla ou groselha indiana é conhecida pelos seus muitos benefícios para o crescimento do cabelo. É rica em vitamina C e antioxidantes e pode:

- **Promove o crescimento do cabelo:** O Amla apoia a saúde dos folículos capilares, promove o crescimento do cabelo e previne a queda do cabelo.
- **Fortalece o cabelo: Fortalece** os folículos capilares e reduz a quebra e as pontas espigadas.

✓ **Previne o envelhecimento prematuro:** Os antioxidantes do Amla podem ajudar a prevenir o envelhecimento prematuro, nutrindo os folículos capilares.

✓ **Melhora a saúde do couro cabeludo:** Pode ajudar a manter o couro cabeludo saudável, combatendo a caspa e outros problemas do couro cabeludo.

✓ **Pode utilizar o amla de várias formas:** beber na comida, aplicar óleo de amla no couro cabeludo ou utilizar uma máscara capilar ou champô de amla.

4. HIBISCO

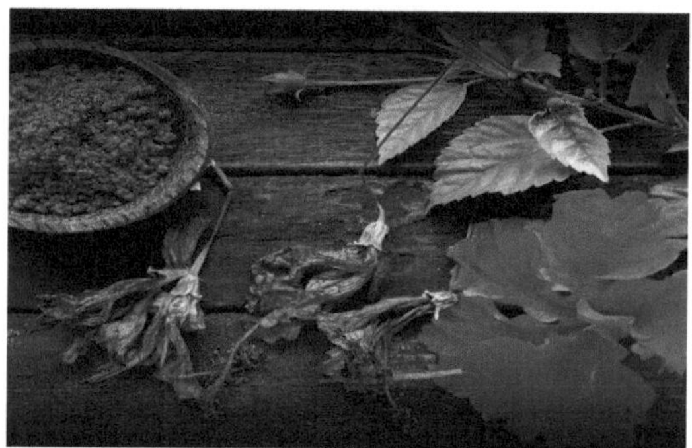

FIG. 1.6. Hibisco

FONTE BIOLÓGICA:

- A planta do Hibisco É a origem da flor de hibisco.
- Estas belas flores crescem em plantas ou pequenas árvores pertencentes ao género Hibiscus, que inclui centenas de espécies em regiões tropicais e subtropicais de todo o mundo.

FAMÍLIA:

o As plantas de hibisco pertencem à família Malvaceae, que inclui centenas de espécies.

o A espécie mais conhecida é o Hibiscus rosa-sinensis, mas existem muitas outras variedades com características e florações diferentes.

PARTE UTILIZADA:

- As flores, as folhas e até as raízes do hibisco podem ser utilizadas para promover o crescimento do cabelo.
- Os óleos são frequentemente utilizados numa variedade de produtos de cuidados capilares, incluindo ingredientes em máscaras capilares ou amaciadores.

CONSTITUINTES QUÍMICOS:

- ❖ O hibisco contém muitas substâncias biológicas, incluindo ácidos orgânicos (como o ácido cítrico), antocianinas (que lhe conferem a sua cor vermelha), flavonóides (como a quercetina), polissacáridos e muitos minerais, como o cálcio e o fósforo.
- ❖ Contém igualmente vitamina C e enzimas que contribuem para as suas propriedades medicinais.

DESCRIÇÃO:

- ➢ O hibisco é uma planta com flor conhecida pelas suas flores grandes que se apresentam em várias cores, como o vermelho, o cor-de-rosa, o amarelo e o branco.
- ➢ As suas flores distintivas em forma de trombeta têm geralmente um estame central proeminente.
- ➢ Apreciada pela sua beleza ornamental, esta planta encontra-se frequentemente no jardim e simboliza a beleza delicada, a feminilidade e o encanto tropical.

UTILIZAÇÕES:

- ✓ Os benefícios do Hibisco para o crescimento do cabelo são conhecidos.
- ✓ É rico em vitaminas e aminoácidos que apoiam o couro cabeludo, fortalecem os folículos capilares e previnem a queda de cabelo.

✓ As suas propriedades promovem a circulação sanguínea no couro cabeludo, apoiam a saúde do folículo piloso e podem ajudar o cabelo a crescer mais rapidamente.

✓ Pode notar os benefícios do óleo de hibisco para o crescimento do cabelo utilizando-o em vários produtos de cuidados capilares, tais como máscaras capilares ou amaciadores.

5. FENUGREEK

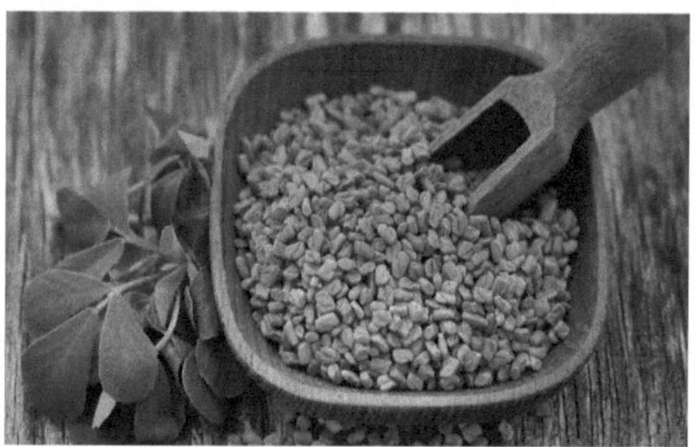

FIG. 1.7. Feno-grego

FONTE BIOLÓGICA:

- O feno-grego é obtido a partir das sementes da planta do feno-grego, cientificamente conhecida como Trigonella foenum-graecum.
- Estas sementes são frequentemente utilizadas como especiaria culinária e têm também propriedades medicinais.

FAMÍLIA:

- o O feno-grego faz parte da família Fabaceae, também conhecida como a família das ervilhas.
- o Está relacionada com plantas como as ervilhas, os feijões e as lentilhas.

PARTE UTILIZADA:

- As sementes de feno-grego ajudam a prevenir a queda de cabelo.
- Contém nutrientes que podem ser utilizados numa variedade de tratamentos capilares para estimular os folículos capilares e promover o crescimento do cabelo.

CONSTITUINTES QUÍMICOS:

- As sementes de feno-grego têm muitas propriedades, incluindo proteínas, fibras, alcalóides (como a trigonelina), saponinas, flavonóides e vitaminas (como as vitaminas A, B e C).
- Contêm igualmente minerais como o cálcio, o ferro, o potássio e o fósforo.
- Os ingredientes exactos podem variar consoante a variedade e o crescimento do feno-grego.

DESCRIÇÃO:

- Pensa-se que o feno-grego promove o crescimento do cabelo porque é rico em proteínas e nutrientes.
- Contém compostos que podem estimular os folículos capilares, fortalecer o cabelo e reduzir a queda de cabelo.
- Algumas pessoas afirmam que ajuda o crescimento e a saúde do cabelo, preparando uma pasta de feno-grego ou óleo de feno-grego e aplicando-o diretamente no couro cabeludo.
- No entanto, a investigação científica sobre os seus efeitos directos no crescimento do cabelo é limitada e inconclusiva.

UTILIZAÇÕES:

- Ricas em proteínas, niacina e lecitina, pensa-se que as sementes de feno-grego promovem o crescimento do cabelo.
- Ajudam a fortalecer o cabelo e a prevenir a queda de cabelo e são frequentemente utilizadas em máscaras capilares ou amaciadores para revitalizar o couro cabeludo e estimular o crescimento do cabelo.

6. NEEM

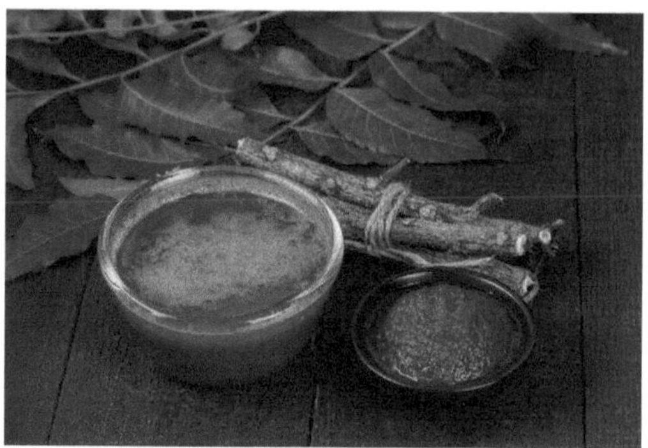

FIG. 1.8. Neem

FONTE BIOLÓGICA:

- O Neem, de nome científico Azadirachta indica, é uma árvore originária do subcontinente indiano.
- A sua fonte biológica provém de várias partes da planta neem, especialmente das suas sementes, folhas, casca e frutos.
- Estas partes contêm compostos com propriedades medicinais e são amplamente utilizadas na medicina, agricultura e cosmética.

FAMÍLIA:

O Neem pertence à família Meliaceae, vulgarmente conhecida como a família do mogno.

PARTE UTILIZADA:

O óleo de neem, derivado das sementes da árvore de neem, é frequentemente utilizado para estimular o crescimento do cabelo e manter a pele saudável.

CONSTITUINTES QUÍMICOS:

❖ O Neem contém muitas substâncias biológicas, nomeadamente azadiractina, nimbina, nimbidina, nimbidol, flavonóides, taninos e ácidos gordos.

❖ Estes componentes contribuem para as suas propriedades medicinais e insecticidas.

DESCRIÇÃO:

➢ O Neem é rico em antioxidantes, tem propriedades antibacterianas e ajuda a saúde do couro cabeludo.

➢ A sua capacidade para reduzir a inflamação e apoiar a saúde do ambiente do couro cabeludo pode inibir o crescimento do cabelo, prevenindo a caspa, reduzindo a comichão e criando um ambiente saudável para o folículo piloso.

UTILIZAÇÕES:

✓ O Neem tem muitas propriedades que são boas para o crescimento do cabelo.

✓ As suas propriedades antibacterianas e antifúngicas podem promover um cabelo saudável, ajudando a prevenir doenças do couro cabeludo, como a caspa e as infecções.

✓ O Neem também promove a circulação sanguínea no couro cabeludo, ajudando a função dos folículos capilares e promovendo o crescimento.

✓ É frequentemente utilizado em produtos para o cuidado do cabelo, como champôs, óleos e máscaras capilares, para melhorar a saúde do cabelo.

✓

7. SHIKAKAI

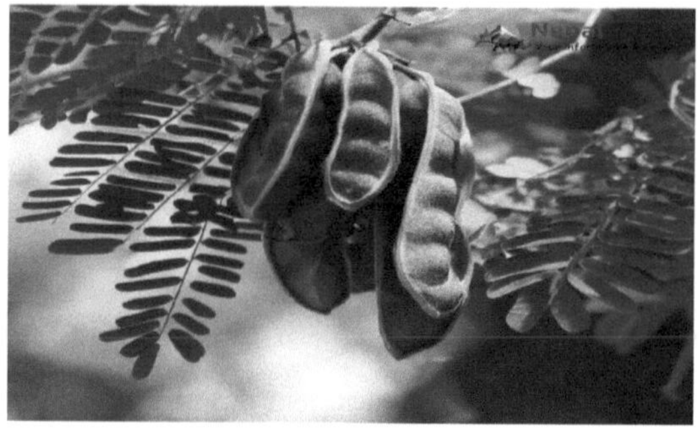

FIG. 1.9. Shikakai

FONTE BIOLÓGICA:

- O Shikakai é derivado da casca da planta Acacia concinna, que é nativa da Ásia, especialmente da Índia.
- Estas cápsulas contêm saponinas, que conferem ao Shikakai as suas propriedades naturais de limpeza e formação de espuma e são frequentemente utilizadas em produtos para o cuidado do cabelo.

FAMÍLIA:

- o Shikakai é uma erva comum utilizada nos cuidados do cabelo.
- o A sua "família" pertence ao reino vegetal, mais concretamente à família Acaciaceae.

PARTE UTILIZADA:

As cápsulas de Shikakai são frequentemente utilizadas nos cuidados capilares porque contêm saponinas naturais que limpam o couro cabeludo e estimulam o crescimento do cabelo sem retirar os óleos naturais.

CONSTITUINTES QUÍMICOS:

- ❖ O Shikakai contém muitos compostos naturais, como saponinas (como os tensioactivos ricos em saponinas chamados saponinas triterpénicas), flavonóides, alcalóides, vitaminas (como a vitamina C) e antioxidantes (como os taninos).

❖ Estes ingredientes contribuem para a capacidade de limpar e reparar o cabelo.

DESCRIÇÃO:

➢ O Shikakai é uma erva conhecida pelas suas propriedades de limpeza que ajudam a manter o couro cabeludo saudável.

➢ Contém vitaminas que estimulam o folículo piloso e promovem um cabelo saudável e forte.

➢ O seu pH baixo ajuda a prevenir os danos no cabelo e a promover o seu crescimento, preservando os óleos naturais do couro cabeludo.

➢ O uso regular de Shikakai ajuda a criar cabelos mais brilhantes e espessos e um couro cabeludo mais saudável.

UTILIZAÇÕES:

✓ O Shikakai é conhecido pelos produtos de limpeza que promovem um cabelo saudável.

✓ Ajuda a limpar o couro cabeludo e a remover o excesso de óleo e sujidade, proporcionando assim um bom ambiente para o crescimento do cabelo.

✓ No entanto, não há provas científicas de que o Shikakai apoie diretamente o crescimento do cabelo.

✓ É frequentemente utilizado com outras ervas ou óleos, não especificamente para estimular o crescimento do cabelo, mas para melhorar a saúde geral do cabelo.

8. FOLHAS DE CARIL

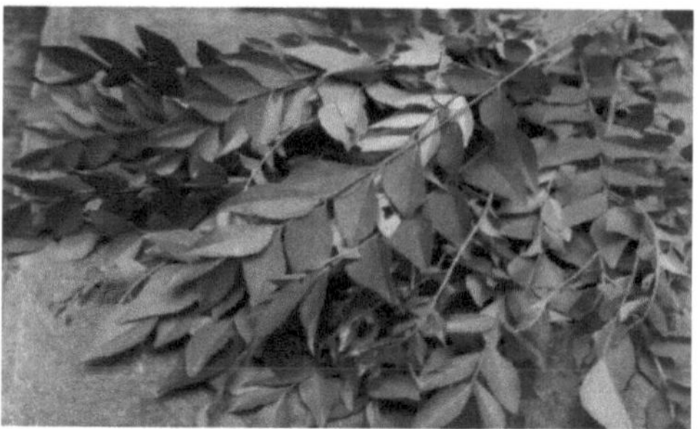

FIG. 1.10. Folhas de caril

FONTE BIOLÓGICA:

- O caril é constituído pelas folhas da árvore do caril, cientificamente conhecida como Murraya koenigii.
- A árvore é nativa da Índia e as suas folhas são um ingrediente importante em muitos pratos indianos e são conhecidas pelo seu sabor e aroma únicos.

FAMÍLIA:

- o As folhas de caril pertencem à família Rutaceae e são vulgarmente conhecidas como citrinos.
- o Não está relacionado com o caril em pó ou com as plantas de caril, mas sim com os citrinos, como as laranjas e os limões.

PARTE UTILIZADA:

- As folhas de caril são utilizadas principalmente em produtos para o cuidado do cabelo.
- As próprias folhas são utilizadas para o crescimento do cabelo.
- Quando transformado numa pasta ou num óleo e aplicado no couro cabeludo, promove o crescimento do cabelo e reduz a sua queda.

CONSTITUINTES QUÍMICOS:

❖ As folhas de caril contêm muitos compostos, tais como alcalóides (como a mahanina), alcalóides carbazólicos, glicosídeos, flavonóides (como a quercetina e o kaempferol) e óleos essenciais (como o cariofileno e o humuleno).

❖ Estes ingredientes conferem às folhas de caril o seu aroma e os seus benefícios para a saúde.

DESCRIÇÃO:

➤ As folhas de caril são consideradas benéficas para o crescimento do cabelo devido ao seu valor nutricional, incluindo antioxidantes, aminoácidos e proteínas.

➤ Ajudam a rejuvenescer os folículos capilares, previnem a queda de cabelo e estimulam o crescimento do cabelo.

➤ Pode fazer um amaciador de cabelo fervendo folhas de caril em óleo de coco, coando e aplicando o óleo no couro cabeludo.

➤ Isto fortalece o cabelo e pode promover um crescimento saudável e forte ao longo do tempo.

UTILIZAÇÕES:

✓ Acredita-se que as folhas de caril têm propriedades que ajudam a melhorar a saúde do cabelo.

✓ São ricos em antioxidantes, aminoácidos e proteínas que apoiam o folículo piloso, o que reduzirá a queda de cabelo e promoverá o seu crescimento.

✓ Muitas pessoas preparam uma pasta de folhas de caril ou óleo e aplicam-na diretamente no couro cabeludo, permitindo que os nutrientes penetrem e fortaleçam os folículos capilares.

✓ No entanto, as provas científicas sobre os efeitos directos das folhas de caril no crescimento do cabelo são limitadas e os resultados variam de pessoa para pessoa.

9. HORTELÃ-PIMENTA

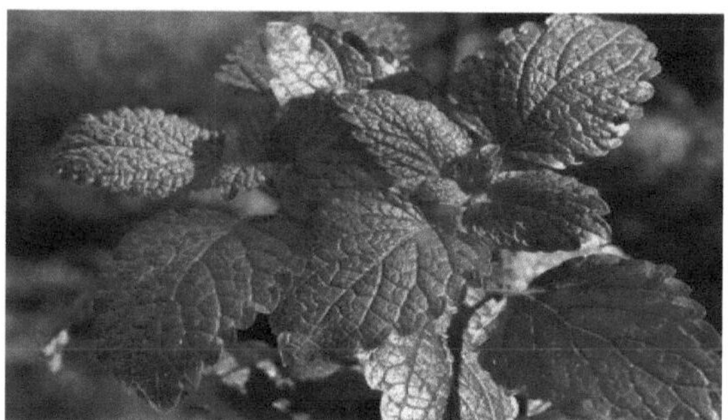

FIG. 1.11. Hortelã-pimenta

FONTE BIOLÓGICA:

- A hortelã-pimenta provém da planta Menta × Hortelã-pimenta, que é um cruzamento entre a hortelã-d'água e a hortelã-verde.
- As folhas contêm um óleo aromático que lhes confere o seu sabor e aroma.

FAMÍLIA:

Pertence à família Lamiaceae, que inclui muitas plantas aromáticas como a hortelã, o manjericão, o alecrim, a salva e a alfazema.

PARTE UTILIZADA:

O óleo de hortelã-pimenta, derivado das folhas da planta da hortelã-pimenta, é frequentemente utilizado para promover o crescimento do cabelo devido às suas propriedades estimulantes que ajudam a melhorar a circulação nos folículos capilares.

CONSTITUINTES QUÍMICOS:

- ❖ A hortelã-pimenta contém muitos compostos químicos, como o mentol, a mentona e o acetato de mentol, bem como muitos outros compostos, como o limoneno, a pulegona e o eucalipto.

❖ Estes compostos contribuem para o seu aroma caraterístico, sabor e benefícios para a saúde.

DESCRIÇÃO:

➢ Pensa-se que o óleo de hortelã-pimenta promove o crescimento do cabelo porque contém mentol, que estimula a circulação sanguínea nos folículos capilares e promove o crescimento do cabelo.

➢ As suas propriedades antibacterianas podem ajudar a manter o couro cabeludo saudável e a melhorar a saúde do cabelo.

➢ No entanto, embora algumas evidências sugiram os seus benefícios, é necessária mais investigação para compreender os seus efeitos no crescimento do cabelo.

➢ Dilua sempre os óleos essenciais, como o óleo de hortelã-pimenta, antes de os aplicar na pele ou no couro cabeludo para evitar irritações.

UTILIZAÇÕES:

✓ Pensa-se que o óleo de hortelã-pimenta promove o crescimento do cabelo porque aumenta a circulação sanguínea até às raízes.

✓ Contém mentol, que pode acalmar o couro cabeludo e aumentar o crescimento do cabelo.

✓ Algumas pessoas utilizam o óleo de hortelã-pimenta diluindo-o com um óleo de base (como o óleo de coco ou o óleo de jojoba) e aplicando-o no couro cabeludo.

✓ No entanto, existem algumas provas científicas que apoiam os seus benefícios para o crescimento do cabelo, pelo que os resultados podem variar.

✓ Faça sempre um teste de contacto e utilize os óleos essenciais com cuidado, pois podem ser fortes e causar irritação na pele se não forem diluídos corretamente.

10.LAVANDA

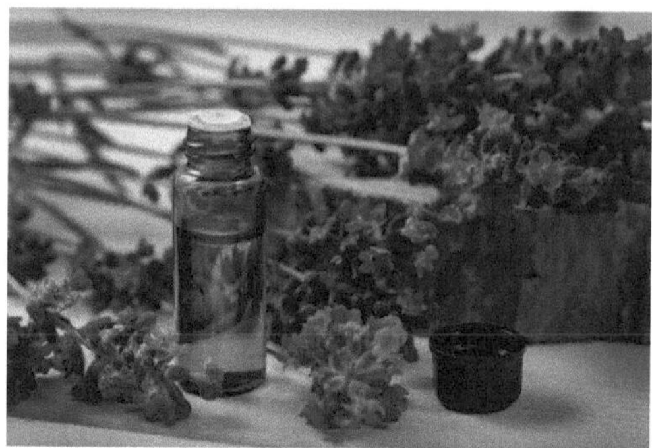

FIG. 1.12. Alfazema

FONTE BIOLÓGICA:

- Esta planta é encontrada na região mediterrânica, especialmente em áreas com boa drenagem e plena luz solar.
- O óleo de lavanda é obtido a partir das flores desta planta e é frequentemente utilizado na aromaterapia e em vários produtos.

FAMÍLIA:

- A alfazema pertence à família das Lamiaceae, que por sua vez pertence à família da hortelã.
- Tem parentesco com plantas da família das hortelãs, como a menta, o manjericão, o alecrim e a salva.

PARTE UTILIZADA:

O óleo de lavanda é derivado das flores da planta da lavanda e é frequentemente utilizado para estimular o crescimento do cabelo e melhorar a saúde do couro cabeludo.

CONSTITUINTES QUÍMICOS:

- ❖ A alfazema contém muitos compostos químicos, incluindo o linalol, o acetato de linalilo, o terpinen-4-ol, a cânfora e o 1,8-eucaliptol.

❖ Estes compostos contribuem para o seu aroma e propriedades curativas.

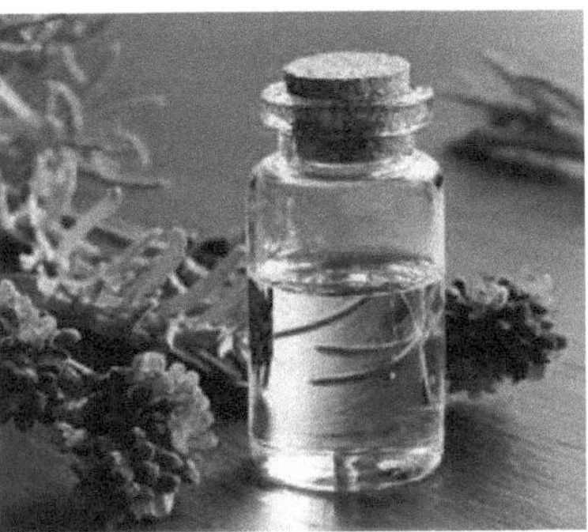

FIG. 1.13. Óleo de lavanda

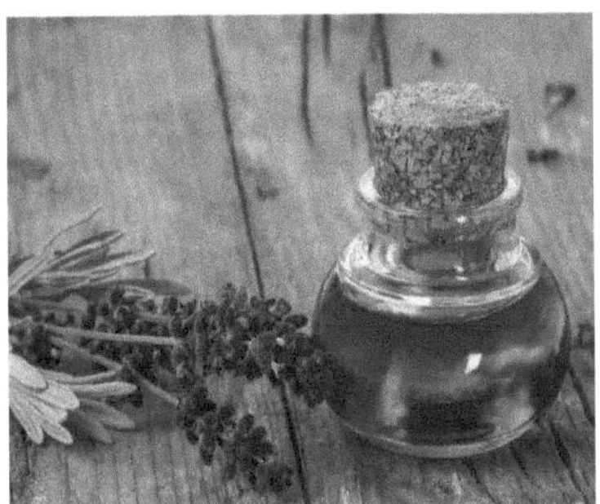

FIG. 1.14. Água de lavanda

DESCRIÇÃO:

➤ Pensa-se que a alfazema pode ajudar no crescimento do cabelo porque tem propriedades antibacterianas que ajudam a manter o couro cabeludo saudável.

➤ Alguns acreditam que aumentará os vasos sanguíneos e estimulará os folículos capilares.

➤ Mas as provas científicas são limitadas e é necessária mais investigação para confirmar a sua eficácia na promoção do crescimento do cabelo.

UTILIZAÇÕES:

- ✓ Pensa-se que a alfazema promove o crescimento do cabelo devido à sua capacidade de estimular a circulação sanguínea, o que pode encorajar os folículos capilares a produzir fios fortes e saudáveis.
- ✓ Algumas pessoas utilizam o óleo de lavanda em massagens ao couro cabeludo ou como ingrediente em produtos para o cabelo para melhorar potencialmente a saúde e o crescimento do cabelo.
- ✓ No entanto, as provas científicas que sustentam o seu efeito no crescimento do cabelo são limitadas e os resultados individuais podem variar.

11. REDE

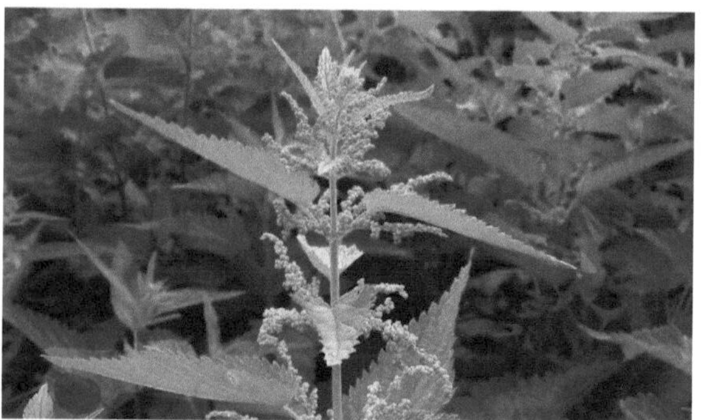

FIG. 1.15. Urtiga

FONTE BIOLÓGICA:

- A urtiga, cientificamente conhecida como urtiga, é uma planta que se encontra em muitas partes do mundo.
- São plantas herbáceas perenes que crescem em solos húmidos e férteis e que se encontram normalmente nas margens dos rios ou nas árvores.
- A urtiga tem folhas pontiagudas e pequenos pêlos que irritam o contacto; daí o seu nome.
- Historicamente, têm sido utilizadas para muitos fins, incluindo medicina, culinária e até como fonte de fibra para têxteis.

FAMÍLIA:

- o As urtigas fazem parte da família Urticaceae, vulgarmente designada por família das urtigas.
- o Esta família inclui várias plantas, como a urtiga, a urtiga da madeira e outras.

PARTE UTILIZADA:

A raiz de urtiga é frequentemente utilizada em produtos para o cabelo devido à sua capacidade de bloquear as hormonas associadas à queda de cabelo e de promover o crescimento do cabelo.

CONSTITUINTES QUÍMICOS:

A urtiga é uma erva versátil com muitas propriedades medicinais. Algumas das mais importantes incluem:

- ❖ **Flavonóides:** Quercetina, Kaempferol, Rutina e outros.
- ❖ **Ácidos fenólicos: como** o ácido cafeico e o ácido clorogénico.
- ❖ **Aminoácidos:** Lisina, histidina, fenilalanina, etc.
- ❖ **Minerais:** Cálcio, magnésio, ferro e sílica.
- ❖ **Vitaminas:** É especialmente rico em vitaminas A, C e K.
- ❖ **Lignanas:** Secoisolariciresinol, etc.
- ❖ **Triterpenos:** β-sitosterol, estigmasterol e ácido oleanólico.

Estes componentes contribuem para as propriedades medicinais e nutricionais da urtiga.

DESCRIÇÃO:

- ➤ Pensa-se que a urtiga, também conhecida como urtiga-pedra, ajuda ao crescimento do cabelo devido ao seu rico conteúdo em ferro, potássio e sílica, bem como em vitaminas e minerais como as vitaminas A, C e K.
- ➤ Estes nutrientes promovem a saúde da pele e dos folículos capilares, podem reduzir a inflamação e aumentar a circulação sanguínea, promovendo assim o crescimento do cabelo.

➤ Algumas pessoas utilizam produtos ou infusões de urtiga para promover um cabelo saudável.

➤ No entanto, a investigação sobre os efeitos directos da urtiga no crescimento do cabelo é limitada e os resultados individuais podem variar.

UTILIZAÇÕES:

✓ A urtiga sempre foi utilizada para cabelos saudáveis, uma vez que contém vitaminas e minerais como as vitaminas A, C e K, bem como ferro e sílica.

✓ Acredita-se que promove o crescimento do cabelo estimulando o couro cabeludo e melhorando a circulação sanguínea, o que pode reduzir a inflamação e bloquear a dihidrotestosterona, uma hormona associada à queda de cabelo.

✓ O extrato de urtiga ou as lavagens com chá ajudam a fortalecer os folículos capilares, mas as provas científicas que sustentam o seu efeito direto no crescimento do cabelo são limitadas.

12. HENNA

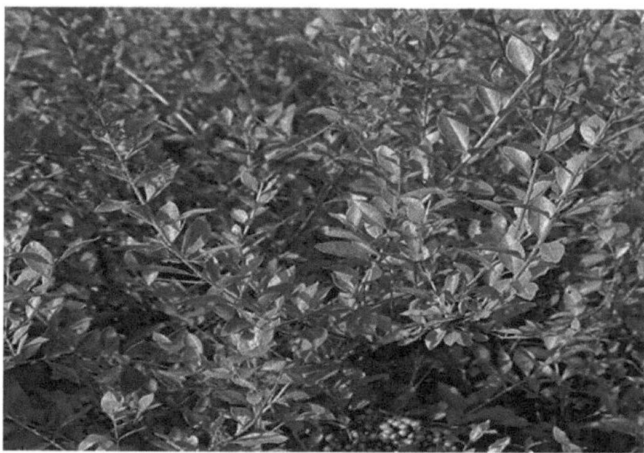

FIG. 1.16. Alfena

FONTE BIOLÓGICA:

- A hena é obtida a partir das folhas da planta Lawsonia inermis, uma árvore nativa de regiões como o Norte de África, o Sul da Ásia e o Médio Oriente.
- As folhas são secas, esmagadas e transformadas numa pasta para criar um corante frequentemente utilizado na arte corporal e na coloração do cabelo.

FAMÍLIA:

Árvore de Henna, (Lawsonia inermis), arbusto tropical ou pequena árvore da família das loosestrife (Lythraceae), nativa do norte de África, Ásia e Austrália.

PARTE UTILIZADA:

- A hena, especialmente as suas folhas, é frequentemente utilizada para tratar o cabelo e melhorar a sua saúde, em vez de o apoiar diretamente.
- Pode melhorar a qualidade do cabelo e torná-lo mais espesso e brilhante, mas, por si só, pode não estimular o crescimento do cabelo.

CONSTITUINTES QUÍMICOS:

- A hena contém uma molécula de pigmento chamada hena (2-hidroxi-1,4-naftoquinona), que tem propriedades tintoriais.
- Outros componentes incluem taninos, ácido gálico, manitol, mucilagem e algumas bactérias.

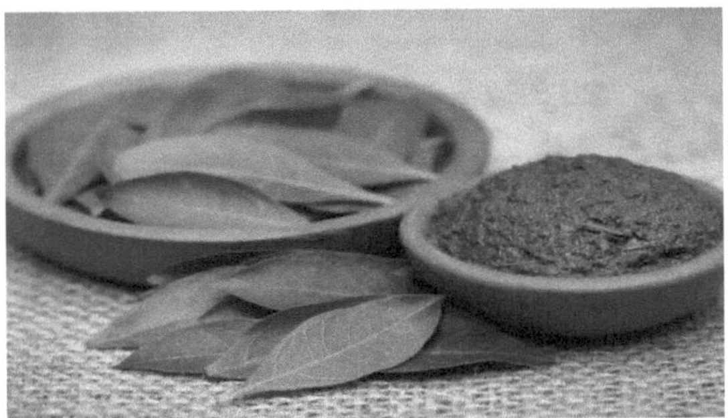

FIG. 1.17. Pasta de hena

DESCRIÇÃO:

> Embora seja mais conhecida pela sua cor, há quem acredite que pode promover o crescimento do cabelo devido às suas propriedades refrescantes.

> Reforça as fibras capilares, reduz a probabilidade de quebra e torna o cabelo mais espesso.

> No entanto, não existem provas científicas que sustentem a sua eficácia na estimulação direta do crescimento do cabelo.

UTILIZAÇÕES:

✓ A hena é mais conhecida pela sua cor do que pela sua capacidade direta de fortalecer o cabelo.

✓ No entanto, pensa-se que fortalece o cabelo, reduz a quebra e melhora a saúde geral do couro cabeludo, promovendo potencialmente um cabelo saudável e não liso.

✓ Também ajuda a manter a saúde do cabelo, ajudando a equilibrar a produção de óleo no couro cabeludo.

13.MORINGA

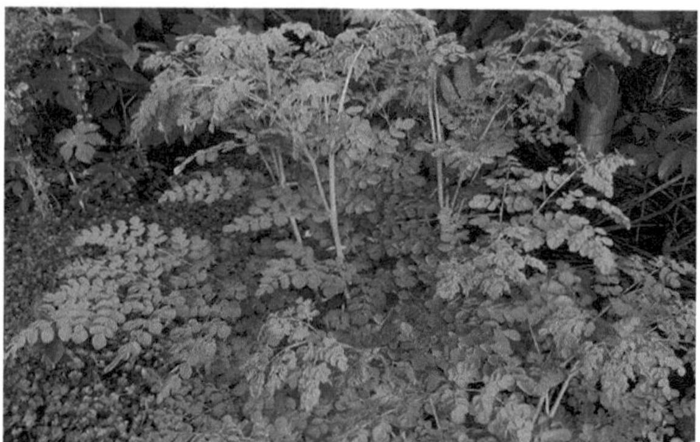

FIG. 1.18. Moringa

FONTE BIOLÓGICA:

- A Moringa oleifera, também conhecida como árvore das baquetas ou moringa, é uma planta originária de África e da Ásia.
- É muito cultivada pelas suas folhas saudáveis, casca, sementes e flores, que são utilizadas para muitos fins culinários e medicinais.

FAMÍLIA:

Moringaceae é uma família de árvores Moringa que inclui várias espécies como a Moringa oleifera, conhecida pelas suas propriedades nutricionais e medicinais.

PARTE UTILIZADA:

- O óleo de moringa, derivado das sementes da árvore da moringa, é frequentemente utilizado para promover o crescimento do cabelo e manter o cabelo saudável.
- É rico em nutrientes e antioxidantes que nutrem o couro cabeludo e os folículos capilares, apoiando o crescimento e a força.

CONSTITUINTES QUÍMICOS:

- ❖ A Moringa contém mais nutrientes e compostos. Alguns dos seus produtos importantes incluem vitaminas (por exemplo, vitamina A, vitamina C), minerais (por exemplo, cálcio, potássio), antioxidantes (por exemplo, quercetina, ácido clorogénico), aminoácidos e flavonóides.
- ❖ É conhecida pela sua densidade de nutrientes e pelos benefícios para a saúde destes ingredientes.

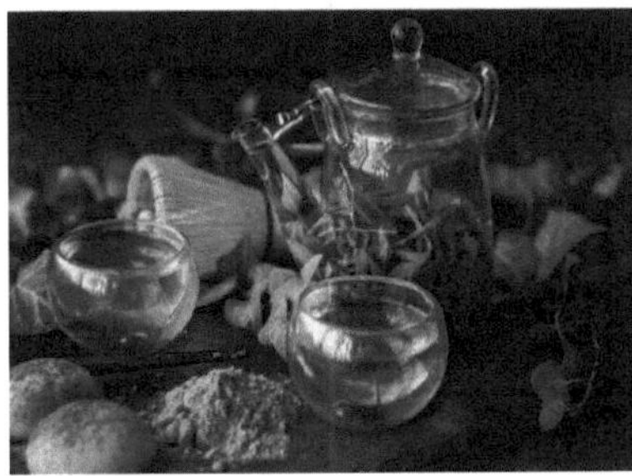

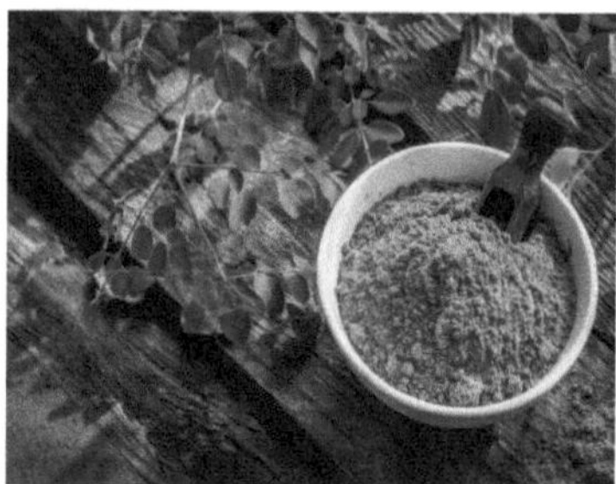

FIG. 1.20. Moringa em pó

DESCRIÇÃO:

➤ Pensa-se que a moringa promove o crescimento do cabelo porque é rica em nutrientes, incluindo vitaminas A, E e minerais como o zinco e o ferro.

➤ Estes nutrientes apoiam um couro cabeludo e folículos capilares saudáveis, o que pode reduzir a queda de cabelo e promover um crescimento saudável e forte do cabelo.

➤ As propriedades antioxidantes da Moringa também podem ajudar a manter a pele saudável, combatendo os radicais livres que podem danificar os folículos capilares.

➤ No entanto, a investigação científica sobre o seu efeito direto no crescimento do cabelo é limitada e os resultados individuais podem variar.

UTILIZAÇÕES:

✓ A moringa é rica em vitaminas, minerais e antioxidantes que ajudam a apoiar o crescimento do cabelo.

✓ Nutre o couro cabeludo, fortalece os folículos capilares e apoia a circulação sanguínea para um cabelo saudável e forte.

✓ Algumas pessoas utilizam-no em óleo, champô ou como amaciador.

14. BASIL

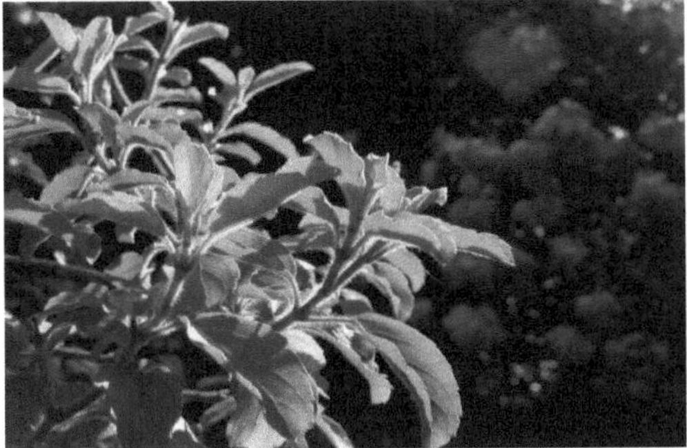

FIG. 1.21. Manjericão

FONTE BIOLÓGICA:

- O manjericão, de nome científico Ocimum basilicum, é uma planta originária da Ásia e de África.
- É frequentemente utilizada na culinária e existe em muitas espécies e variedades, todas derivadas do género Ocimum.

FAMÍLIA:

- o O manjericão pertence à família Lamiaceae, vulgarmente conhecida como a família da hortelã.
- o Nesta família, o manjericão faz parte do género Ocimum, que inclui várias espécies de manjericão, incluindo o manjericão doce (Ocimum basicum), o manjericão tailandês (Ocimum basilicum var. thyrsiflora) e o manjericão sagrado (Ocimum tenuiflorum).

PARTE UTILIZADA:

- As folhas de manjericão são utilizadas principalmente para o crescimento do cabelo.
- Pode ser utilizado de várias formas, sob a forma de banhos de óleo ou de máscaras caseiras, para promover o crescimento do cabelo e tratar o couro cabeludo.

CONSTITUINTES QUÍMICOS:

- ❖ O manjericão contém muitos compostos químicos, incluindo óleos essenciais como o eugenol, o linalol e o citronelol, que conferem ao manjericão o seu sabor e benefícios para a saúde.
- ❖ Contém igualmente flavonóides como a orientina e a vicenina, que possuem propriedades antioxidantes.

DESCRIÇÃO:

- ➢ O manjericão é utilizado para promover o crescimento do cabelo. Os óleos essenciais contêm nutrientes que nutrem o couro cabeludo, melhoram a circulação sanguínea e promovem o crescimento do cabelo.
- ➢ A utilização de óleo de manjericão diluído ou de produtos para o cabelo que contenham manjericão pode ajudar a fortalecer os folículos capilares e a reduzir a caspa no couro cabeludo, abrandando o seu crescimento.
- ➢ No entanto, existe pouca investigação científica sobre o manjericão especificamente para o crescimento do cabelo, pelo que os resultados podem variar.

UTILIZAÇÕES:

- ✓ O manjericão contém nutrientes que apoiam o crescimento do cabelo e a saúde do couro cabeludo.
- ✓ As suas propriedades antibacterianas podem ajudar a eliminar a caspa, enquanto o seu efeito estimulante da circulação pode estimular os folículos capilares.
- ✓ Fazer óleo de manjericão ou utilizar manjericão numa máscara ajudará o cabelo a crescer e a fortalecer-se.

15.ROSA

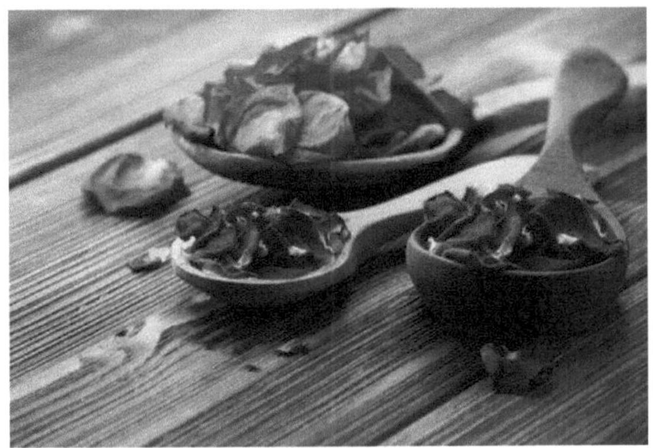

FIG. 1.22.Rose

FONTE BIOLÓGICA:

- Rosas do género Rosa, que tem muitas variedades e híbridos.
- Crescem como arbustos floridos e pertencem à família das rosas.
- Conhecidas pela sua beleza e fragrância, estas flores são cultivadas em todo o mundo para fins decorativos e comerciais.

FAMÍLIA:

- Em termos botânicos, as rosas pertencem à família Rosaceae, que inclui morangos, maçãs, cerejas e muitas outras plantas.
- Apesar das suas diferenças, esta família tem algumas características botânicas que a ligam.

PARTE UTILIZADA:

Acredita-se que o óleo de alecrim, obtido a partir das folhas da planta do alecrim, promove o crescimento do cabelo e melhora a saúde do couro cabeludo quando utilizado nos cuidados diários do cabelo.

CONSTITUINTES QUÍMICOS:

- As rosas contêm muitas propriedades medicinais, incluindo óleos essenciais (como o citronelol, o geraniol e o nerolidol), flavonóides, taninos e vários ácidos orgânicos.
- Estes compostos conferem às rosas fragrância, cor e benefícios para a saúde.

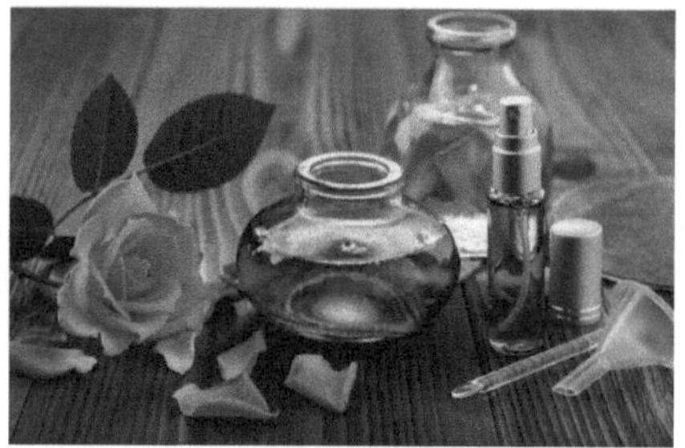

FIG. 1.23. Água de rosas

DESCRIÇÃO:

> As rosas são frequentemente associadas aos cuidados capilares devido aos seus benefícios para o crescimento do cabelo.

> Algumas pessoas acreditam que o óleo de rosas ou a água de rosas podem ajudar a nutrir o couro cabeludo, melhorar a circulação sanguínea e estimular o crescimento do cabelo através da estimulação dos folículos capilares.

> No entanto, a investigação científica que apoia estas afirmações é limitada, pelo que é necessário consultar um dermatologista ou um especialista em cabelos para obter aconselhamento personalizado.

UTILIZAÇÕES:

✓ A rosa é frequentemente utilizada nos cuidados capilares devido aos seus efeitos benéficos no crescimento do cabelo. A água de rosas é derivada de pétalas de rosa e contém vitaminas e antioxidantes que nutrem o couro cabeludo, melhoram a circulação sanguínea e promovem o crescimento do cabelo.

✓ Pensa-se que fortalece os folículos capilares, reduz a caspa e cria um ambiente saudável para o crescimento do cabelo, mantendo o equilíbrio natural do pH do couro cabeludo.

✓ Além disso, algumas pessoas utilizam óleos essenciais misturados com óleos como o óleo de coco ou de jojoba para massajar o couro cabeludo, o que pode ajudar a estimular o crescimento do cabelo e a melhorar a sua qualidade.

16.SEMENTES DE LINHAÇA

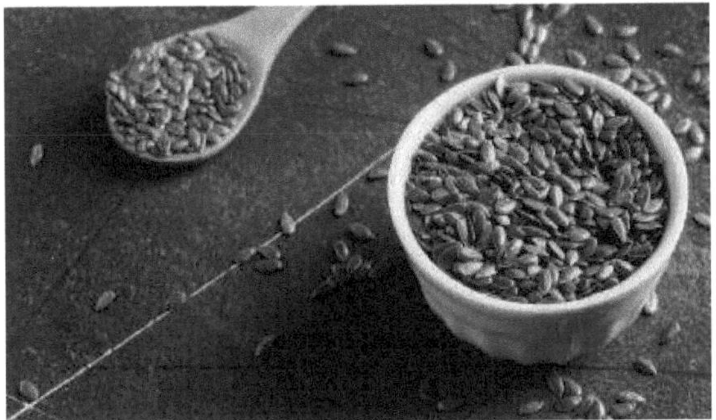

FIG. 1.24. Sementes de linho

FONTE BIOLÓGICA:

- As sementes de linhaça provêm da planta Linum usitatissimum, vulgarmente conhecida por planta do linho.
- As sementes são recolhidas das cascas destas plantas.

FAMÍLIA:

- A linhaça pertence à família das Linaceae e o seu nome científico é Linum usitatissimum.
- São cultivadas principalmente pelo seu óleo e fibra.

PARTE UTILIZADA:

O óleo de linhaça é frequentemente utilizado para promover o crescimento do cabelo, uma vez que é rico em ácidos gordos ómega 3 que ajudam a estimular os folículos capilares e a promover o crescimento do cabelo.

CONSTITUINTES QUÍMICOS:

As sementes de linhaça têm muitas propriedades benéficas, incluindo ácidos gordos ómega 3, lignanas, fibras, proteínas e micronutrientes como o manganês, a tiamina e o magnésio. Os benefícios para a saúde dos ácidos gordos ómega 3 presentes nas sementes de linhaça, especialmente o ácido alfa-linolénico (ALA), são particularmente preocupantes.

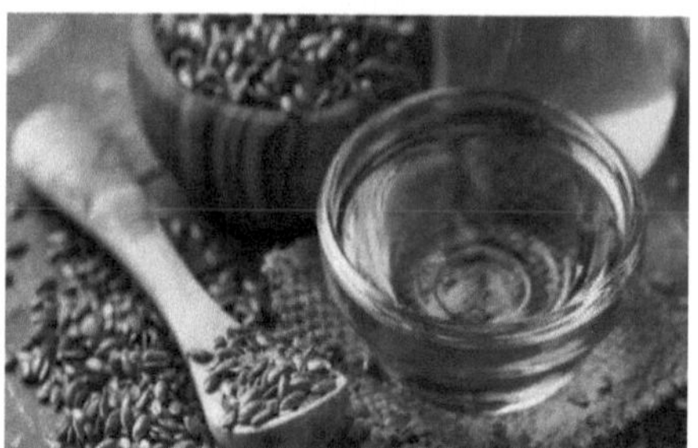

FIG. 1.25. Óleo de linhaça

DESCRIÇÃO:

> ➤ As sementes de linhaça são ricas em ácidos gordos ómega 3, que estimulam os folículos capilares e promovem o crescimento do cabelo.
> ➤ Também contêm vitaminas e minerais que ajudam a manter o cabelo saudável, a evitar a quebra e a melhorar a qualidade geral do cabelo.
> ➤ Quando aplicadas topicamente ou ingeridas, as sementes de linhaça podem promover o crescimento do cabelo devido às suas propriedades nutritivas e à sua capacidade de fortalecer o cabelo.

UTILIZAÇÕES:

> ✓ As sementes de linhaça são ricas em ácidos gordos ómega 3, antioxidantes e vitaminas que ajudam a fortalecer os folículos capilares, estimulam o crescimento do cabelo e melhoram a saúde geral do cabelo.
> ✓ Podem ser utilizados de várias formas para cuidar do cabelo, como comê-los diretamente, utilizar óleo de linhaça ou criar máscaras ou tratamentos capilares DIY.
> ✓ Os nutrientes das sementes de linhaça podem ajudar a fortalecer o cabelo, reduzir a quebra e melhorar a saúde do couro cabeludo, promovendo potencialmente um cabelo saudável ao longo do tempo.

17.CAMOMILA

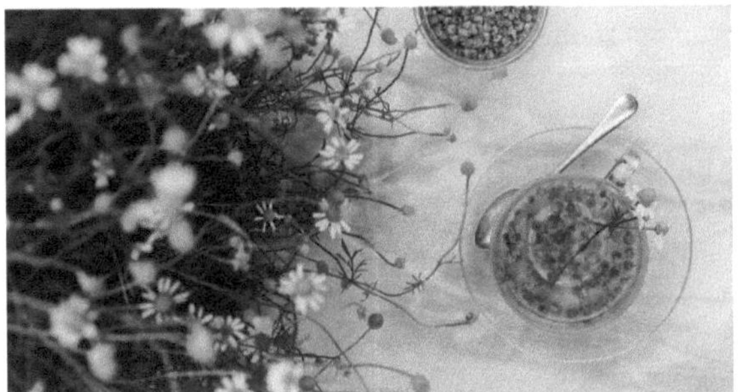

FIG. 1.26. Camomila

FONTE BIOLÓGICA:

- A camomila provém das flores da planta da camomila, principalmente de duas espécies:
- Camomila alemã (Matricaria chamomilla) e camomila romana (Chamaemelum nobile).
- Estas plantas são utilizadas para produzir plantas medicinais com efeitos benéficos conhecidos.

FAMÍLIA:

A camomila pertence à família das Asteraceae, também designada por família das margaridas.

PARTE UTILIZADA:

- As flores de camomila são frequentemente utilizadas para estimular o crescimento do cabelo.
- A camomila tem propriedades antioxidantes e anti-inflamatórias que podem ajudar a nutrir o couro cabeludo e a estimular os folículos capilares.

CONSTITUINTES QUÍMICOS:

A camomila contém muitos compostos químicos, incluindo flavonóides (como a apigenina, a quercetina e a patuletina), terpenos (como o bisabolol e o chamazuleno), cumarinas e outros que contribuem para as suas propriedades medicinais.

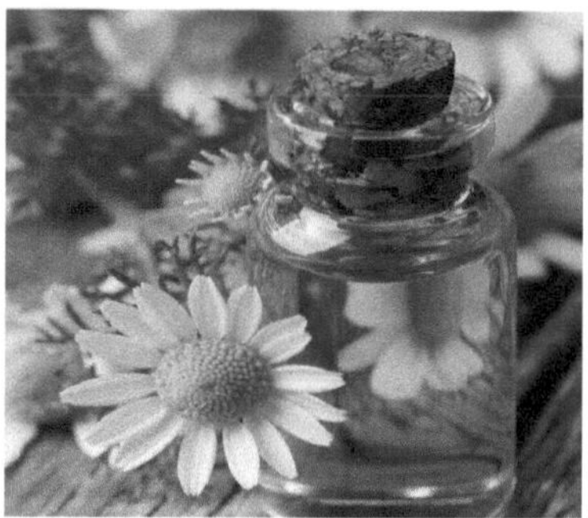

FIG. 1.27. Óleo de camomila

DESCRIÇÃO:

> ➤ A camomila é recomendada para o cuidado do cabelo devido às suas propriedades anti-inflamatórias e antioxidantes.
> ➤ Isto pode ajudar a acalmar o couro cabeludo, reduzir a comichão e promover o crescimento do cabelo.
> ➤ No entanto, as provas científicas de que tem um efeito direto no crescimento do cabelo são limitadas, pelo que os seus efeitos podem variar de pessoa para pessoa.

UTILIZAÇÕES:

> ✓ A camomila tem sido associada à saúde do cabelo devido às suas propriedades anti-inflamatórias que podem acalmar o couro cabeludo e promover o crescimento do cabelo.
> ✓ Algumas pessoas utilizam bochechos de chá de camomila para tratar o cabelo e o couro cabeludo, acreditando que fortalece os folículos capilares e reduz a comichão, promovendo assim indiretamente o crescimento do cabelo.

✓ No entanto, as provas científicas que apoiam especificamente o papel direto da camomila no crescimento do cabelo são limitadas, sendo necessária mais investigação para determinar os seus benefícios.

18. GINSENG

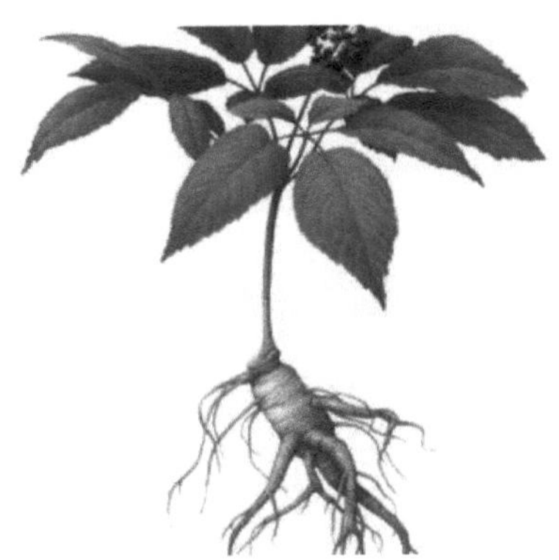

FIG. 1.28. Ginseng

FONTE BIOLÓGICA:

O ginseng provém das raízes de plantas do género Panax, das quais o Panax ginseng (ginseng asiático ou coreano) e o Panax quinquefolius (ginseng americano) são as espécies mais populares pelas suas propriedades medicinais.

FAMÍLIA:

o O ginseng é conhecido pelas suas propriedades benéficas e pertence à família das Araliaceae.
o Existem vários tipos de ginseng, incluindo o Panax ginseng (ginseng asiático ou coreano), o Panax quinquefolius (ginseng americano) e o Panax notoginseng (ginseng chinês).

PARTE UTILIZADA:

O extrato de raiz de ginseng é frequentemente utilizado em produtos para o cuidado do cabelo porque contém ingredientes que estimulam o crescimento do cabelo e fortalecem os folículos capilares.

CONSTITUINTES QUÍMICOS:

❖ O ginseng contém compostos activos chamados ginsenósidos que se acredita terem benefícios para a saúde.

❖ Outros componentes incluem polissacáridos, péptidos, poliacetilenos e compostos fenólicos.

❖ O conjunto destes elementos contribui para as propriedades medicinais e os efeitos do ginseng no organismo.

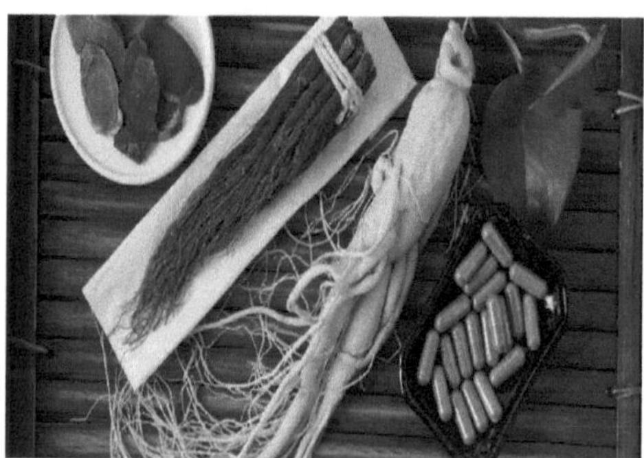

FIG. 1.29. Raiz de ginseng

DESCRIÇÃO:

➤ Pensa-se que o ginseng estimula os folículos capilares e promove o crescimento do cabelo devido às suas propriedades anti-inflamatórias e à sua capacidade de aumentar a circulação sanguínea.

➤ Pode prevenir o enfraquecimento ou a queda do cabelo, fortalecendo os folículos capilares.

➤ No entanto, os estudos que investigam os efeitos directos do ginseng no crescimento do cabelo são inconsistentes e podem variar de pessoa para pessoa.

UTILIZAÇÕES:

✓ Pensa-se que o ginseng estimula os folículos capilares e promove o crescimento do cabelo, melhorando a circulação no couro cabeludo, o que, por sua vez, promove o crescimento do cabelo.
✓ Pensa-se também que ajuda a proteger o cabelo, fortalecendo os folículos capilares e reduzindo a queda de cabelo.
✓ Mas as provas científicas que sustentam estas afirmações são limitadas e é necessária mais investigação para compreender os efeitos do ginseng no crescimento do cabelo.

19.BRAHMI

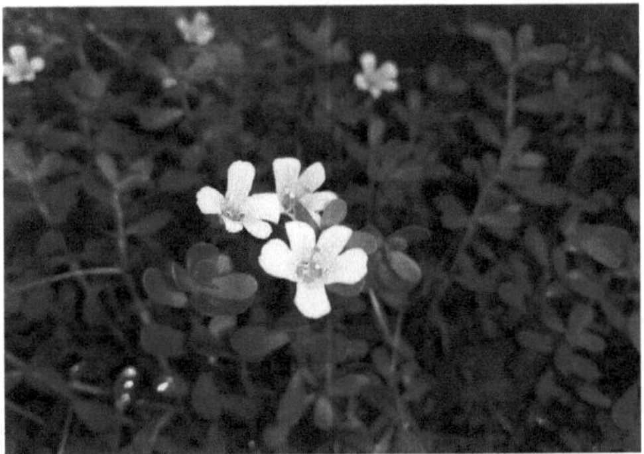

FIG. 1.30. Brahmi

FONTE BIOLÓGICA:

- A Brahmi, também conhecida como Bacopa monnieri, é uma planta herbácea encontrada em zonas húmidas e pantanosas na Índia, Ásia, Austrália, Europa, África e América do Norte e do Sul.
- É utilizado na medicina tradicional ayurvédica e é conhecido pelos seus benefícios cognitivos.

FAMÍLIA:

O Brahmi, cientificamente conhecido como Bacopa monnieri, pertence à família das plátanos, Plantaginaceae.

PARTE UTILIZADA:

- O óleo de Brahmi, especialmente o óleo extraído das folhas, é frequentemente utilizado na medicina ayurvédica para apoiar o crescimento do cabelo e a saúde do couro cabeludo.
- Pensa-se que este óleo nutre o couro cabeludo, fortalece os folículos capilares e estimula o crescimento do cabelo.

CONSTITUINTES QUÍMICOS:

- ❖ A Brahmi, também conhecida como Bacopa monnieri, contém muitas substâncias biológicas, como alcalóides (brahmina e herpesina), saponinas (bacopácido), flavonóides, esteróis e triterpenóides.
- ❖ Pensa-se que estes compostos contribuem para as suas propriedades medicinais, nomeadamente para os seus benefícios cognitivos.

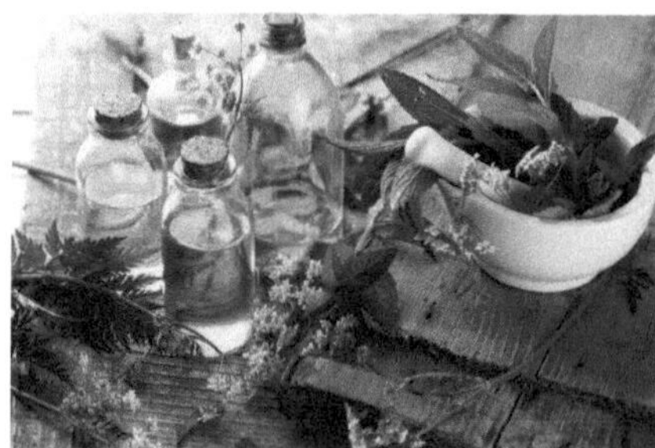

FIG. 1.31. Óleo de Brahmi

DESCRIÇÃO:

- ➢ A Brahmi, também conhecida como Bacopa monnieri, é uma planta utilizada na medicina tradicional para muitos fins, incluindo o cuidado do cabelo.
- ➢ Acredita-se que promove o crescimento do cabelo, melhorando a circulação sanguínea no couro cabeludo, nutrindo e fortalecendo os folículos capilares, conduzindo a um cabelo saudável.
- ➢ Além disso, as suas propriedades antioxidantes podem ajudar a proteger o cabelo dos danos causados pelos radicais livres.

➢ No entanto, a investigação científica sobre os seus efeitos específicos no crescimento do cabelo é limitada, sendo necessária mais investigação para compreender a sua capacidade de promover o crescimento do cabelo.

UTILIZAÇÕES:

✓ A Brahmi é uma erva utilizada na medicina ayurvédica e acredita-se que tem propriedades que promovem o crescimento do cabelo.
✓ É frequentemente utilizado em óleos capilares ou máscaras para estimular o couro cabeludo, fortalecer os folículos capilares e reduzir a queda de cabelo.
✓ As suas propriedades antioxidantes podem também contribuir para um cabelo saudável.
✓ No entanto, como não existe nenhum estudo científico sobre o seu efeito direto no crescimento do cabelo, os resultados podem variar de pessoa para pessoa.

20.GINKGO BILOBA

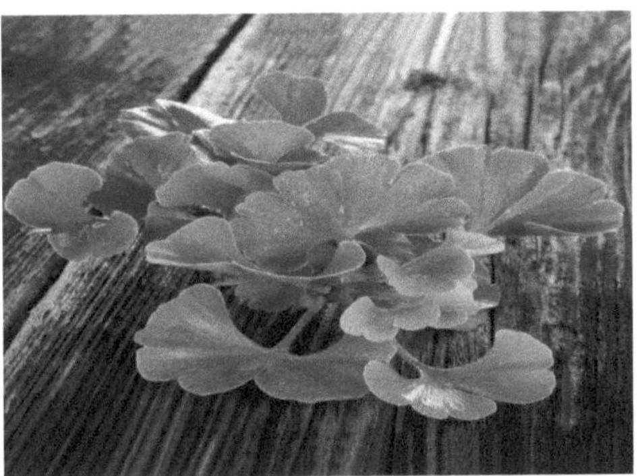

FIG. 1.32. Ginkgo biloba

FONTE BIOLÓGICA:

- O Ginkgo biloba provém da árvore da aveleira, uma das árvores mais antigas do mundo.
- As folhas desta planta são utilizadas em muitos medicamentos e suplementos devido aos seus benefícios para a saúde.

FAMÍLIA:

- o O Ginkgo biloba pertence a uma família especial chamada família Ginkgoaceae.
- o O facto de ser a única espécie da família Ginkgo torna-a diferente das outras famílias de plantas.

PARTE UTILIZADA:

- Pensa-se que o extrato de Ginkgo biloba promove o crescimento do cabelo ao melhorar a circulação sanguínea, especialmente no couro cabeludo, estimulando assim os folículos capilares.
- No entanto, não se trata de um tratamento direto específico para o crescimento do cabelo. Em vez disso, ajudará a manter o cabelo saudável, promovendo a circulação sanguínea.

CONSTITUINTES QUÍMICOS:

- ❖ O Ginkgo biloba contém muitos compostos, incluindo flavonóides (como o kaempferol, a quercetina e a isorhamnetina) e terpenos (como os ginkgolídeos e o bilobalídeo).
- ❖ Pensa-se que estes compostos contribuem para os benefícios para a saúde.

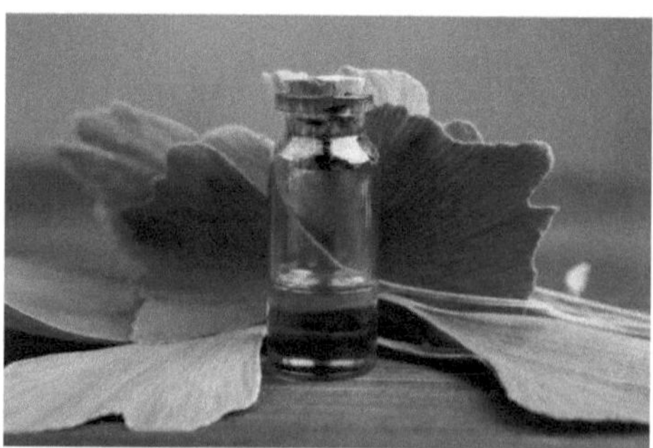

FIG. 1.33. Extrato de Gingko biloba

DESCRIÇÃO:

- O Ginkgo biloba é geralmente conhecido pela sua capacidade de melhorar a circulação sanguínea, o que pode melhorar a saúde do cabelo ao assegurar o fornecimento de nutrientes saudáveis às raízes.
- No entanto, as provas directas que sustentam os seus benefícios específicos para o crescimento do cabelo são limitadas.
- Alguns acreditam que as suas propriedades antioxidantes podem apoiar a saúde geral do couro cabeludo, mas só por si não é a solução definitiva para o crescimento do cabelo.

UTILIZAÇÕES:

- O Ginkgo biloba é conhecido pela sua capacidade de melhorar a circulação sanguínea, o que pode promover o crescimento do cabelo ao aumentar os nutrientes para o couro cabeludo e os folículos capilares.
- Também contém antioxidantes que ajudam a prevenir o stress oxidativo que pode causar queda de cabelo.
- No entanto, as provas científicas específicas relativas aos seus efeitos directos no crescimento do cabelo são ainda limitadas, sendo necessária mais investigação para confirmar os seus benefícios específicos para este fim.

21.TEMA

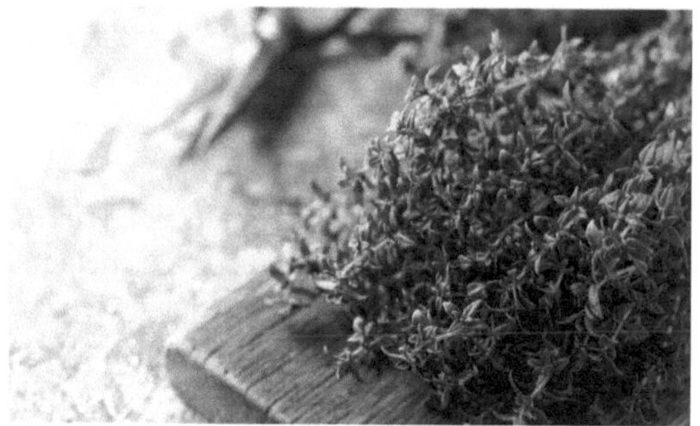

FIG. 1.34. Tomilho

FONTE BIOLÓGICA:

- O tomilho é obtido a partir da planta Thymus vulgaris, um membro da família da hortelã.
- É uma planta aromática conhecida pelas suas utilizações alimentares e medicinais.

FAMÍLIA:

- Pertence à família das Lamiaceae, que inclui muitas ervas aromáticas como o tomilho, o manjericão, o alecrim e o tomilho.
- Faz parte do género Thymus e é conhecido como tomilho, tomilho-limão, etc. Existem muitos tipos.

PARTE UTILIZADA:

- O óleo essencial de tomilho é extraído das folhas da planta do tomilho e é frequentemente utilizado para o crescimento do cabelo.
- Quando utilizado topicamente, acredita-se que as suas propriedades nutrem o couro cabeludo e promovem o crescimento do cabelo.

CONSTITUINTES QUÍMICOS:

❖ O tomilho contém muitos compostos químicos como o timol, o carvacrol, o linalol, o terpineno, o cariofileno, bem como flavonóides como a apigenina e a luteolina.

❖ Estes compostos contribuem para o seu aroma, sabor e potencial medicinal.

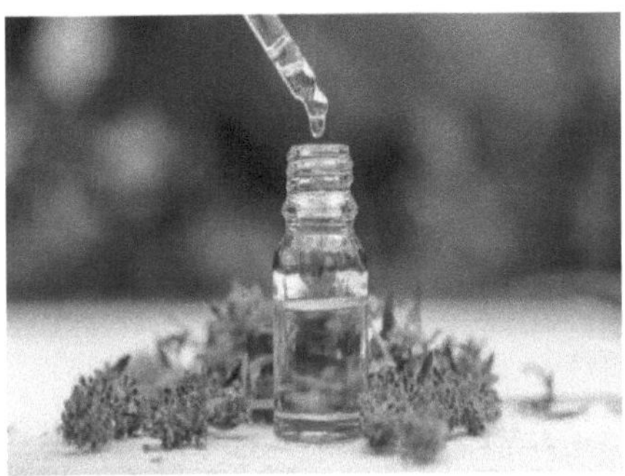

FIG. 1.35. Óleo de tomilho

DESCRIÇÃO:

➢ Pensa-se que o tomilho promove o crescimento do cabelo porque é rico em nutrientes, antioxidantes e o composto timol, que ajuda a estimular os folículos capilares.

➢ Algumas pessoas utilizam-no como champô ou sob a forma de óleo, mas as provas científicas sobre os seus efeitos directos no crescimento do cabelo são limitadas.

➢ Faça sempre um teste de contacto e consulte um especialista antes de aplicar mais no seu couro cabeludo.

UTILIZAÇÕES:

✓ Pensa-se que o óleo de tomilho promove o crescimento do cabelo devido às suas propriedades antibacterianas e pode ajudar com a caspa ou problemas do couro cabeludo que inibem o crescimento do cabelo.

✓ Algumas pessoas utilizam-no para tratar a queda de cabelo, mas existem poucas provas científicas que sustentem os seus benefícios para o crescimento do cabelo.

✓ Faça sempre um teste de contacto e consulte um profissional antes de utilizar um novo produto na sua pele ou couro cabeludo.

22.PARSLEY

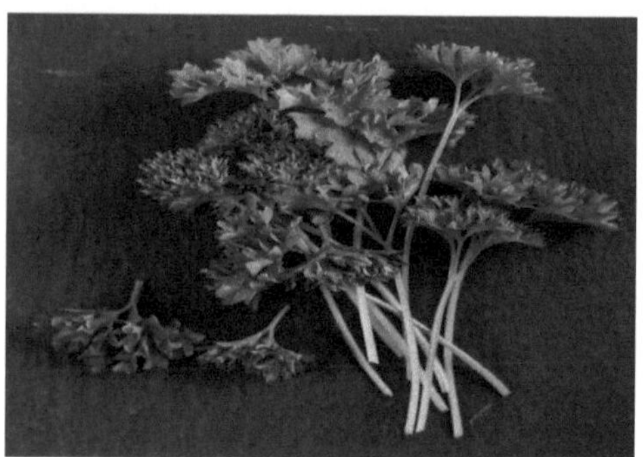

FIG. 1.36. Salsa

FONTE BIOLÓGICA:

A salsa provém da planta Petroselinum crispum e é uma erva comummente utilizada na culinária devido ao seu sabor fresco e valor nutricional.

FAMÍLIA:

o Pertence à família das Apiaceae, que também inclui outras ervas como a salsa, a cenoura, o aipo e o endro.

o Faz parte de uma grande família de produtos conhecidos pelas suas propriedades benéficas e culinárias.

PARTE UTILIZADA:

▪ As folhas de salsa são utilizadas principalmente para o crescimento do cabelo.

- É rico em vitaminas e minerais e, quando aplicado topicamente ou ingerido, ajuda a fortalecer os folículos capilares e a promover o crescimento.

CONSTITUINTES QUÍMICOS:

- ❖ A salsa é rica em nutrientes, incluindo as vitaminas A, C e K, bem como minerais como o ferro e o potássio.
- ❖ Estes nutrientes têm o potencial de apoiar a saúde e o crescimento do cabelo, mas as provas de investigação que ligam especificamente a salsa ao crescimento do cabelo são limitadas.
- ❖ No entanto, quando utilizada como parte de uma dieta saudável ou aplicada topicamente, a sua abundância de nutrientes essenciais pode contribuir para a saúde geral do cabelo.

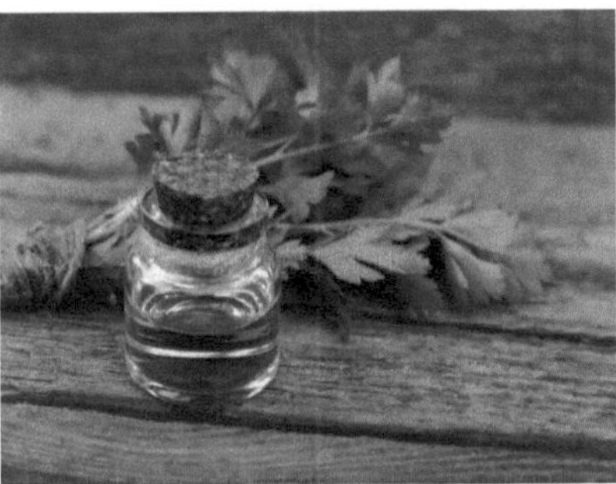

FIG. 1.37. Óleo de salsa

DESCRIÇÃO:

- ➢ Algumas pessoas acreditam que os seus produtos podem estimular o crescimento do cabelo e fortalecer os folículos capilares quando utilizados como um produto de limpeza ou uma máscara, mas as provas científicas são limitadas.
- ➢ É frequentemente misturado com outros ingredientes, como o óleo ou o iogurte, para garantir uma boa textura do cabelo.
- ➢ Efetuar sempre um teste de contacto antes da utilização efectiva.

UTILIZAÇÕES:

✓ A salsa contém vitaminas e minerais, como a vitamina C e o ferro, que contribuem para um cabelo saudável.

✓ Algumas pessoas utilizam a salsa em casa como champô ou máscara capilar para apoiar o crescimento e a saúde do couro cabeludo.

✓ No entanto, as provas científicas que apoiam os efeitos directos da salsa no crescimento do cabelo são limitadas, pelo que os resultados podem variar.

23.COMFREY

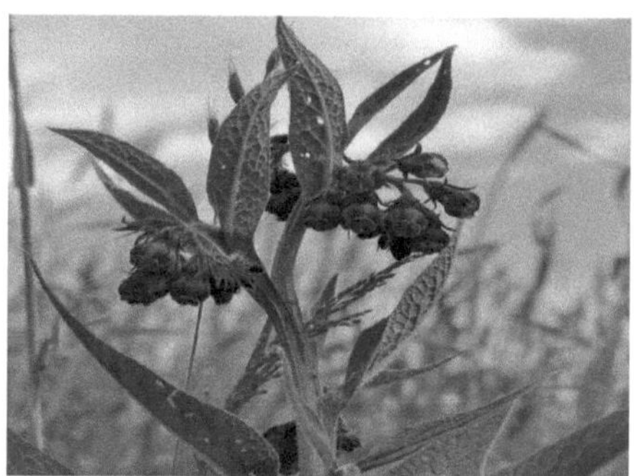

FIG. 1.38. Confrei

FONTE BIOLÓGICA:

- O confrei é uma planta pertencente ao género Symphytum conhecida pelas suas propriedades medicinais.
- Em particular, muitas espécies de confrei (Symphytum officinale) são as espécies mais utilizadas para fins medicinais.
- Encontra-se na Europa e em partes da Ásia.

FAMÍLIA:

o O confrei (Symphytum officinale) faz parte da família Boraginaceae, que inclui muitas plantas com flores.

o Os seus parentes nesta família incluem a borragem, o miosótis e a erva pulmonar.

PARTE UTILIZADA:

As raízes e as folhas de confrei são frequentemente utilizadas em muitos produtos para o cuidado do cabelo devido aos seus efeitos benéficos para melhorar o crescimento do cabelo e a saúde geral do cabelo.

CONSTITUINTES QUÍMICOS:

* ❖ O confrei contém muitas substâncias, como a alantoína, o ácido rosmarínico, taninos, mucilagem e alcalóides, como os alcalóides pirrolizidínicos.
* ❖ Estes compostos contribuem para as suas propriedades medicinais, mas também apresentam riscos quando utilizados de forma inadequada ou em grandes quantidades, uma vez que a presença de alcalóides pirrolizidínicos pode causar danos no fígado.

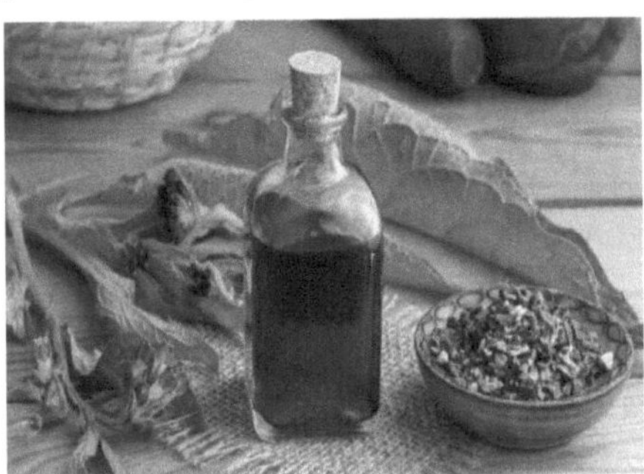

FIG. 1.39. Óleo de confrei

DESCRIÇÃO:

* ➢ Cientificamente conhecido como Symphytum officinale, acredita-se que o confrei ajuda no crescimento do cabelo devido ao seu rico conteúdo nutricional, incluindo vitaminas e minerais como a vitamina B12, cálcio e alantoína.

➢ Pensa-se que a alantoína, um composto encontrado no confrei, estimula a proliferação celular e promove o crescimento do cabelo.

➢ No entanto, apesar de algumas pessoas utilizarem o confrei topicamente para o cuidado do cabelo, existem algumas provas científicas que apoiam os seus benefícios no que diz respeito ao crescimento do cabelo.

➢ Consulte sempre um médico antes de utilizar confrei ou remédios à base de plantas para o cabelo.

UTILIZAÇÕES:

✓ O confrei, especialmente a sua raiz, tem sido tradicionalmente utilizado nos cuidados capilares devido ao seu elevado teor de alantoína, um composto conhecido pelas suas propriedades calmantes para a pele.

✓ Embora alguns digam que ajuda o crescimento do cabelo, as provas científicas são limitadas.

✓ Pode ajudar a reparar o couro cabeludo e melhorar indiretamente a saúde do cabelo, protegendo o ambiente do couro cabeludo.

✓ Consulte sempre um médico antes de utilizar consolda ou ervas para estimular o crescimento do cabelo.

24. GOTU KOLA

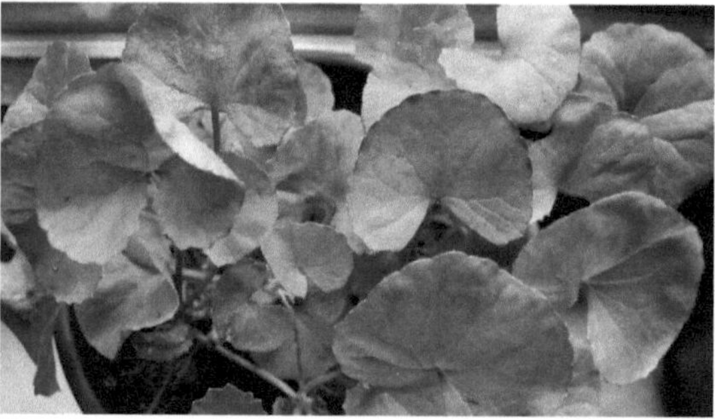

FIG. 1.40. Gotu kola

FONTE BIOLÓGICA:

- A planta Gotu kola, de nome científico Centella asiatica, é originária do Sudeste Asiático.
- É comummente encontrada na Índia, na China, na Indonésia e noutras partes da Ásia.
- As folhas desta planta são frequentemente utilizadas na medicina devido às suas propriedades medicinais.

FAMÍLIA:

- O Gotu kola, de nome científico Centella asiatica, pertence à família das Apiaceae, vulgarmente conhecida como a família da cenoura ou da salsa.
- Existem muitas espécies de plantas nesta família, como a cenoura, o aipo, a salsa e o endro.

PARTE UTILIZADA:

- O Gotu kola, nomeadamente as suas folhas e caules, é frequentemente utilizado para favorecer o crescimento dos cabelos.
- Devido à sua capacidade de melhorar a circulação sanguínea e a produção de colagénio no couro cabeludo, é frequentemente utilizado por via tópica ou oral como suplemento para manter o cabelo saudável.

CONSTITUINTES QUÍMICOS:

- A Centella asiatica tem muitas propriedades medicinais. Alguns dos compostos importantes da Centella asiatica incluem triterpenóides como o asiaticosídeo, o madecassosídeo, o ácido asiático e o ácido madecasico.
- Contém igualmente flavonóides como a quercetina e o kaempferol, bem como vários fitoquímicos que contribuem para as suas propriedades medicinais.

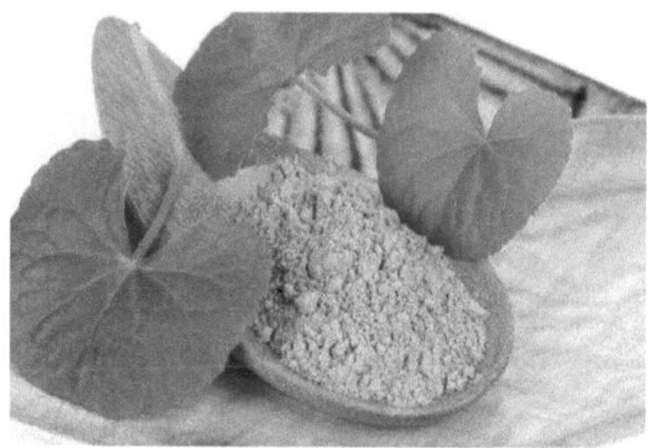

FIG. 1.41. Gotu kola em pó

DESCRIÇÃO:

> Pensa-se que a Centella asiatica, também conhecida como Centella Asiatica, ajuda no crescimento do cabelo devido à sua capacidade de melhorar a circulação sanguínea no couro cabeludo, estimular a produção de colagénio e fortalecer os folículos capilares.

> Contém compostos que podem estimular os folículos capilares, ajudar no crescimento do cabelo e prevenir a queda do cabelo.

> Alguns estudos mostram que pode aumentar a espessura e o volume do cabelo quando utilizado topicamente ou como suplemento.

> No entanto, é necessária mais investigação para compreender os seus benefícios e mecanismos na promoção do crescimento do cabelo.

UTILIZAÇÕES:

✓ A Centella asiatica é uma erva muito utilizada na medicina tradicional e pensa-se que é benéfica para o crescimento do cabelo.

✓ Os seus produtos visam melhorar a circulação sanguínea no couro cabeludo, fortalecer os folículos capilares e ajudar a manter o cabelo saudável, estimulando a produção de colagénio.

✓ Alguns produtos para o cuidado do cabelo contêm extrato de Centella asiatica pela sua capacidade de nutrir o couro cabeludo e promover um cabelo saudável.

✓ No entanto, a investigação científica sobre os seus efeitos específicos no crescimento do cabelo é ainda limitada, por isso, embora se pense que é bom, é necessária mais investigação para ter a certeza de que é bom.

25.SERRA PALMETTO

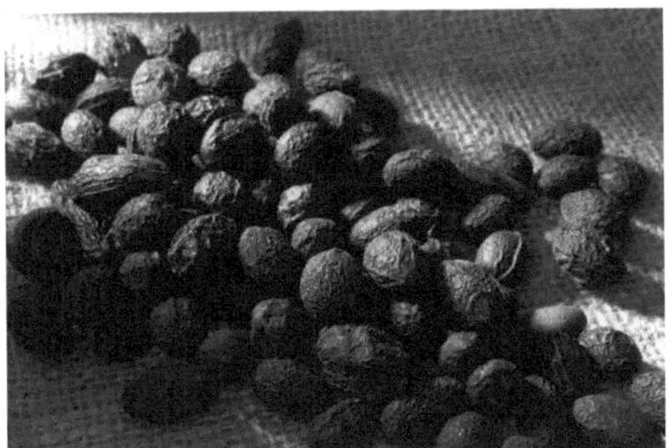

FIG. 1.42. Palmeira-brava

FONTE BIOLÓGICA:

- O Saw palmetto, muito utilizado na medicina herbal, é obtido a partir do fruto da planta saw palmetto (Serenoa repens), originária do sul dos Estados Unidos.
- Estes frutos são conhecidos pelo seu potencial medicinal e são frequentemente utilizados para tratar a saúde da próstata e outros problemas de saúde.

FAMÍLIA:

- A palmeira anã pertence à família das Arecaceae.
- É uma palmeira originária do sudeste dos Estados Unidos e encontra-se frequentemente em arbustos.

PARTE UTILIZADA:

O extrato de palmeira anã, normalmente obtido a partir do fruto da árvore da palmeira anã, é frequentemente utilizado na medicina e acredita-se que apoia a saúde do cabelo e pode ajudar a reduzir a queda de cabelo.

CONSTITUINTES QUÍMICOS:

❖ O Saw Palmetto contém muitos compostos, como ácidos gordos, esteróis vegetais (beta-sitosterol) e flavonóides.

❖ Alguns estudos mostram que pode inibir a enzima 5-alfa-redutase, reduzindo assim a conversão da testosterona em di-hidrotestosterona (DHT), que está associada à queda de cabelo em algumas pessoas.

❖ No entanto, são necessários mais estudos para confirmar a sua eficácia na promoção do crescimento do cabelo.

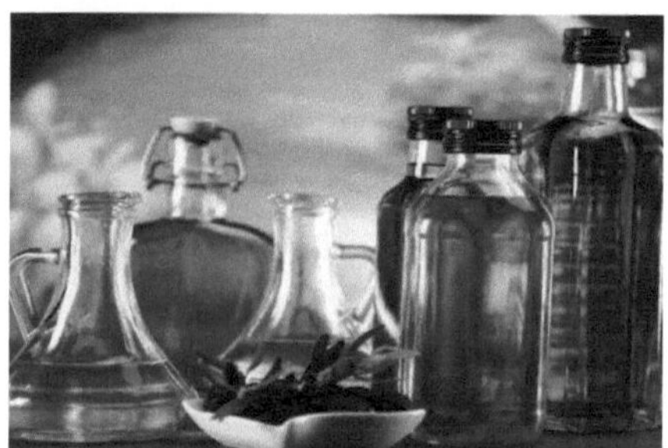

FIG. 1.43. Óleo de palmeira anã

DESCRIÇÃO:

➢ O Saw Palmetto contém muitos compostos, como ácidos gordos, esteróis vegetais (beta-sitosterol) e flavonóides.

➢ Alguns estudos mostram que pode inibir a enzima 5-alfa-redutase, reduzindo assim a conversão da testosterona em di-hidrotestosterona (DHT), que está associada à queda de cabelo em algumas pessoas.

➢ No entanto, são necessários mais estudos para confirmar a sua eficácia na promoção do crescimento do cabelo.

UTILIZAÇÕES:

✓ Pensa-se que o Saw Palmetto inibe a 5-alfa-redutase, a enzima que converte a testosterona em diidrotestosterona (DHT).

✓ Níveis elevados de DHT têm sido associados à queda de cabelo, pelo que alguns acreditam que o saw palmetto pode ajudar a prevenir o enfraquecimento do cabelo ou a estimular o seu crescimento.

✓ No entanto, as provas científicas que sustentam os seus benefícios para o crescimento do cabelo são limitadas e são necessários mais estudos para confirmar a sua eficácia.

III. APLICAÇÕES:

Há séculos que as ervas são utilizadas para estimular o crescimento do cabelo. Algumas ervas populares utilizadas para este fim são:

Alecrim: é conhecido por estimular os folículos capilares e melhorar o couro cabeludo.

Hortelã-pimenta: Contém mentol, que ajuda a aumentar a circulação sanguínea e a estimular o crescimento do cabelo.

Alfazema: Pode promover o crescimento do cabelo e ter um efeito calmante no couro cabeludo.

Ginseng: Pode prevenir a queda de cabelo, apoiando os folículos capilares.

Aloé Vera: Acalma o couro cabeludo e apoia o crescimento do cabelo, equilibrando o pH. Hidrata o couro cabeludo e apoia o crescimento do cabelo.

Saw Palmetto: Pode bloquear a hormona associada à queda de cabelo (DHT).

Esta erva pode ser utilizada em várias formas, como óleo, chá ou adicionada a máscaras capilares ou champôs. Faça sempre um teste antes de aplicar qualquer coisa no seu couro cabeludo para evitar reacções alérgicas. Esta erva é frequentemente utilizada em casa em óleos, champôs ou máscaras capilares para estimular o crescimento do cabelo e manter o couro cabeludo saudável.

IV. CONCLUSÃO:

As ervas têm sido historicamente conhecidas pela sua capacidade de apoiar o crescimento do cabelo e a saúde do couro cabeludo. Algumas ervas, como o alecrim, a hortelã-pimenta e a palmeira anã, são eficazes na promoção do crescimento do cabelo e na prevenção da queda de cabelo, mas a sua eficácia varia de pessoa para pessoa. É importante notar que as provas científicas que apoiam a eficácia das ervas na estimulação do crescimento do cabelo são geralmente limitadas e os resultados podem variar de pessoa para pessoa. Embora possa ser útil incluir estas ervas na sua rotina de cuidados capilares, recomenda-se que consulte o seu médico antes de as utilizar extensivamente. Foi demonstrado que as ervas que promovem o crescimento do cabelo melhoram a saúde do cabelo. Embora seja necessária mais investigação para obter provas definitivas, pensa-se que ervas como o alecrim, o saw palmetto, o ginseng e o aloé vera promovem o crescimento do cabelo, fortalecem os folículos capilares e curam o couro cabeludo. A integração destas ervas numa rotina de cuidados capilares pode potencialmente apoiar um cabelo mais saudável e mais forte, mas os resultados individuais podem variar. É aconselhável consultar um profissional de saúde ou um tricologista antes de iniciar qualquer novo regime. Embora se acredite que algumas ervas promovam o crescimento do cabelo devido às suas propriedades naturais, as provas científicas que sustentam a sua eficácia são limitadas. A incorporação de ervas nas rotinas de cuidados do cabelo pode oferecer alguns benefícios, mas o seu impacto pode variar com base em factores individuais e na saúde geral do cabelo. Consultar um profissional de saúde ou um dermatologista pode fornecer orientações personalizadas sobre a utilização de ervas para promover o crescimento do cabelo.

V. REFERÊNCIAS:

1. Schneider M.R., Schmidt-Ullrich R., Paus R. O folículo piloso como um miniorgão dinâmico. *Curr.Biol.* 2009;19:R132-R142. doi: 10.1016/j.cub.2008.12.005.

2. Blume-Peytavi U., Whiting D.A., Trobe R.M. *Hair Growth and Disorders.* Springer Science & Business Media; Berlim/Heidelberg, Alemanha: 2008.

3. Wells P.A., Willmoth T., Russell R.J. Does fortune favour the bald, Psychological correlates of hair loss in men. *Br. J. Psychol.* 1995;86:337-344. doi: 10.1111/j.2044-8295.1995.tb02756.x.

4. Paus R., Cotsarelis G. The biology of hair follicles (A biologia dos folículos pilosos). *N. Engl. J. Med.* 1999;341:491-497. doi: 10.1056/NEJM199908123410706.

5. Danilenko D.M., Ring B.D., Pierce G.F. Growth factors and cytokines in hair follicle development and cycling: Recent insights from animal models and the potentials for clinical therapy. *Mol. Med. Today.* 1996;2:460-467. doi: 10.1016/1357-4310(96)10045-9.

6. Tosti A., Piraccini B.M., Sisti A., Duque-Estrada B. Queda de cabelo na mulher. *Minerva Ginecol.* 2009;61:445-452.

7. Messenger A.G., Rundegren J. Minoxidil: Mecanismos de ação no crescimento do cabelo. *Br.J.Derm.* 2004;150:186–194.doi: 10.1111/j.1365-2133.2004.05785.x.

8. Jain P.K., Das D., Singhai A. Medicamentos alternativos à base de plantas utilizados no tratamento de doenças capilares. *Asian J. Pharm. Clin. Res.* 2016;9:75-77.

9. Woo H., Lee S., Kim S., Park D., Jung E. Efeito do ácido sinápico na promoção do crescimento do cabelo nas células da papila dérmica do folículo piloso humano através da ativação da Akt. *Arch. Derm. Res.* 2017;309:381-388. doi: 10.1007/s00403-017-1732-5.

11.Olsen EA. Alopecia androgénica. In: Olsen EA, Editor. Distúrbios do crescimento do cabelo: Diagnosis and treatment. New York: McGraw Hill; 1993. p. 257-28.

12. Sharma M, Banerjee PS. Preparação e avaliação de uma formulação mista de óleo capilar à base de ervas. Pharmacognosy Journal. 2009; 1 (2): 154-160.

13. Adhiranjan N, Dixit VK, Goweri C. Desenvolvimento e avaliação de uma formulação à base de plantas para o crescimento do cabelo. Indian Drugs. 1999; 38(11): 559-563.

14. Adhiranjan N, Ravi Kumar T, Shanmugasundaram N, Mary B, Avaliação in vivo e in vitro do potencial de crescimento capilar do Hibiscus rosa-sinensis Linn. Journal of Ethnopharmacology. 2003; 88:235-239.

15. Uno H, Kurata S. Os agentes químicos e os péptidos afectam o crescimento do cabelo. Journal of Investigative Dermatology.1993; 101:143S-147S.

16. Saraf S, Pathak AK, Dixit VK. Atividade promotora do crescimento capilar de Tridax procumbens. Fitoterapia. 1991; 62:495-498.

17. Adhiranjan N, Dixit VK, Chandrakasan G. Desenvolvimento e avaliação de uma formulação à base de plantas para o crescimento do cabelo. Indian Drugs, 2001; 38:559-563.

18. Budd D, Himmelberger D, Rhods T, Cash TE, Girman CJ. Os efeitos da queda de cabelo nos homens europeus. Eur J Dermat. 2000; 10: 122.

19. Patni Varghese D, Balekar N, Jain DK. Formulação e avaliação de óleo capilar à base de plantas para o tratamento da alopécia. Planta Indica. 2006; 2 (3):27.

20. Roy RK, Thakur M, Dixit VK.Effect of Cuscuta reflexa on hair growth activity of albino rats. Indian Drugs. 2006; 43 (12):951.

21. Murata K, Takeshita F, Samukawa K, et al. Efeitos do rizoma de Ginseng e do ginsenosídeo Roon na testosterona 5-reductase e no recrescimento do cabelo em ratos tratados com testosterona. Phytother Res 2011. DOI: 10.1002/ptr.3511.

22. Roh SS, Kim CD, Lee MH, et al. O efeito promotor do crescimento do cabelo do extrato de Sophora flavescens e a sua regulação molecular. J Dermatol Sci 2002; 30: 43-9.

23. Matsuda H, Yamazaki M, Naruto S, et al. Actividades antiandrogénicas e de promoção do crescimento capilar de Lygodii Spora (esporo de Lygodium japonicum) I. Componentes activos que inibem a testosterona 5-reductase. Biol Pharma Bull 2002; 25: 622-6.

24. Ali M, Singh V. "Phytoconstituents and hair stimulant formulation from Nordostachys jatamansi", 5th Int cong on Trad Asian Med, Halle (Saale) 2002: 18-24.

25. Gottumukkala VR, Annamalai T, T Mukhopadhyay T. Investigação fitoquímica e estudos de crescimento capilar nos rizomas de Nardostachys jatamansi DC.Pharmacog Mag 2011; 26: 146-50.

26. Saraf S, Pathak AK, Dixit VK. Atividade promotora do crescimento do cabelo de Tridax procumbens.Fitoter 1991; 62: 495-8.

27. Pandit S, Chauhan NS, Dixit VK. Efeito da Cuscuta reflexa Roxb na alopecia induzida por androgénios. J Cosm Dermatol 2008; 7: 199-204.

28. Sharquie KE, Al-Obaidi HK. Sumo de cebola (Allium cepa L.), um novo tratamento tópico para a alopecia areata. J Dermatol 2002; 29: 343-6.

29. Patna P, Varghese D, Balekar N, et al. Formulação e avaliação de óleo capilar à base de plantas para a gestão da alopécia. Planta indica 2006; 2: 27-30.

30. Roy RK, Thakur M, Dixit VK. Desenvolvimento e avaliação da formulação poliédrica para a atividade de promoção do crescimento do cabelo. J Cosm Dermatol 2007; 6: 10812.

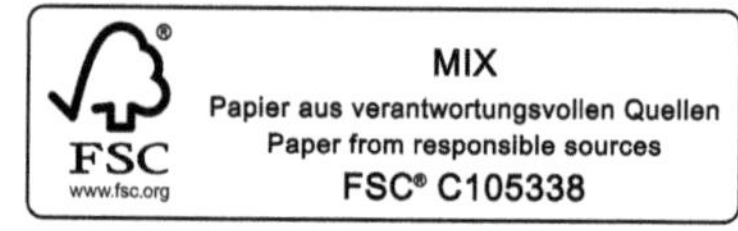

FSC
www.fsc.org
MIX
Papier aus verantwortungsvollen Quellen
Paper from responsible sources
FSC® C105338